免疫の守護者

# 制御性T細胞とはなにか

坂口志文　塚﨑朝子　著

ブルーバックス

カバー装幀／芦澤泰偉・児崎雅淑
目次・章扉・本文デザイン／児崎雅淑
本文図版／さくら工芸社、千田和幸
章扉写真／ⓒSCIENCE PHOTO LIBRARY/amanaimages

# まえがき

自分と他人との間には、水と油のように截然《せつぜん》たる仕切りがある。でも、免疫系においては、「自己」と「非自己」の境界は、実はとても曖昧《あいまい》なものだ。常に揺らいでいるといってもよい。

免疫系は、「病気（疫）」から免れるための仕組みである。生体は、生まれながらに備わっている免疫系により外敵から守られているために、容易に病気にならずにすんでいる。

自分の体と同じ物を「自己」、異なる物を「非自己」と認めることが、免疫系にスイッチが入る出発点だ。そして、体内に侵入した「非自己」である病原体に対して、それを排除しようとすることこそは、免疫系の正当な防御反応だ。

ところが、免疫系が、自分自身の細胞やタンパク質といった「自己」を異物（抗原）と見なして、自分の身体を攻撃しはじめることで起きる病気もある。こうした病気は、「自己免疫疾患」と呼ばれ、関節リウマチや1型糖尿病など実に多彩な種類の病気がある。

自分を守るはずの免疫系が、自分を攻撃対象とするというのは、明らかに二律背反なことが起こっている。考えてみると、体内には、そうした二律背反の現象が他にもあるようだ。たとえば、血液は血管内で固まると脳卒中の原因になるが、体の表面が傷ついて出血した際には固まって、さらなる出血を止めるという働きがある。

医学部の学生時代、自己免疫疾患という病気を知った私は強い興味を抱き、一九七六年に卒業すると、臨床医にはならず、引きずり込まれるように研究の道を歩みはじめた。元来、哲学への関心が強かったこともあり、自己免疫疾患の持つ二律背反性の意味を深めたいと思った。

免疫系における「自己」と「非自己」の境界は曖昧であることから、誰でもが自己免疫疾患を発症する可能性がある。にもかかわらず、実際には、一部（先進国では人口の約五％）の人だけしか発症せずにすんでいるのは、そこに免疫系の暴走を抑えるメカニズムがあるからに違いない。

特定の抗原に対して、免疫系が反応を起こさないような仕組みを「免疫寛容」と呼び、特に「自己」に対する免疫不応答のことを「免疫自己寛容」という。ときとして、排除されるべき「非自己」に対しても、「免疫寛容」が起きる。たとえば、C型肝炎ウイルスに胎生期（妊娠期）に感染すると、ウイルスに対する免疫応答が起こらず、感染が持続してしまう。これも「免疫寛容」である。

こうした免疫寛容の課題に挑んだのが、オーストラリアのフランク・マクファーレン・バーネットと、英国のピーター・メダワーである。バーネットは、免疫寛容のメカニズムを説明する仮説（クローン選択説）を提唱した。それに基づけば、自己成分に強く反応するリンパ球クローンは、免疫系が未成熟な時期に周囲の自己成分と接触することにより排除される。また、メダワーは、マウスの実験により、胎生期に別のマウスの細胞を入れると、細胞を移入されたマウスは、誕生後、細胞を提供されたマウスの臓器を移植しても拒絶反応が起こらないことを示し、バーネットの仮説を証明した。すなわち、免疫寛容が人為的に導入できる可能性を示した。バーネットとメダワーは一九六〇年、後天的免疫寛容の発見についての研究により、ノーベル生理学・医学賞を受賞した。

バーネットやメダワーの研究では、免疫の「自己」「非自己」は、〝All or None〟で一元的に決まるものだと考えられていた。しかし、一つのスイッチのオン、オフで切り替わってしまうメカニズムというのは、実は極めて不安定である。恐らく、そこには複数のシステムがあり、いくつもの要素がうまく絡まりあって安定が保たれているはずだ。

私の学問的興味は、「なぜ、免疫系は自分（自己の細胞や抗原）に対して反応しないのか」という免疫自己寛容の解明であり、そこから免疫寛容のより一般的なメカニズムを探っていった。

さまざまな実験系を組み立て、自らの仮説を検証しながら、免疫自己寛容のメカニズムに迫っていくなかで、免疫自己寛容の維持に中心的な役割を果たしている生体内の免疫細胞を捉えて、それを「制御性T細胞」と命名した。この細胞は、免疫系の〝守護者〟として、その暴走を抑えるように働いている。自己免疫疾患という現象から始めて、免疫系が、制御性T細胞を介して、いかに分子レベルで機能を発揮し、病気を抑えているかを徐々に明らかにすることができた。

日本や欧米などの先進国では、衛生環境の改善や新薬の開発によって感染症のコントロールがしやすくなっている一方、自己免疫疾患やアレルギー疾患は増加傾向にある。さらに、世界中で深刻な問題になりつつある病気が、「がん」である。これらの疾患の克服こそは、我々医学研究者に課せられた命題である。

二〇一八年のノーベル生理学・医学賞は、新規のがん免疫療法の発見に対して、米国のジェームズ・P・アリソン氏と京都大学の本庶《ほんじょ》佑《たすく》氏に授与された。彼らの成果に基づいて開発された抗体医薬（免疫チェックポイント阻害薬）は、現状では投与された人のうち二〜三割にしか効かず、がんの根治にはまだほど遠いが、免疫療法の扉を切り拓いたことが大きく評価された。そして、その免疫療法が作用する過程においても、制御性T細胞は重要な働きをしている。

かつて、免疫療法はどことなく怪しい治療と考えられていたが、確かにがんが治せる時代を迎えて、我々も別のアプローチで、がん免疫療法の開発に挑んでいる。実は、がん細胞は、自己の細胞が遺伝子変異を起こした、いわば、〝自己もどき〟細胞だ。それに対して、免疫系を抑制している制御性T細胞の働きを制御して、「自己」「非自己」の境界を操作すると、免疫系が、がん細胞を攻撃しはじめると考えられる。

同じようにして、制御性T細胞のバランスを変えることで、自己免疫疾患やアレルギー疾患、さらには臓器移植に伴う拒絶反応や感染症などの治療、そして予防ができる時代が近づいてきている。制御性T細胞の医療への応用が現実味を帯びてきている。

従来からある免疫抑制薬とは違って、もともと誰もが生体に備えている細胞を介した治療法であれば、より穏やかでありながら、抗原特異的であるが故に高い治療効果が実現できる可能性がある。

研究者人生を歩みはじめて、四〇年余りが経過した。医学研究者として、応用への道筋を示すだけでなく、実際に開発の道をつける段階に着実に近づいている。

決して、日の当たる学説とはいえなかった時代を乗り越えて、私が心血を注いできた制御性T細胞とは何であるのかを、その指し示す未来と共に知っていただけたら、幸いである。

坂口《さかぐち》 志文《しもん》

目次

第一章

# ヒトはなぜ病気になるのか

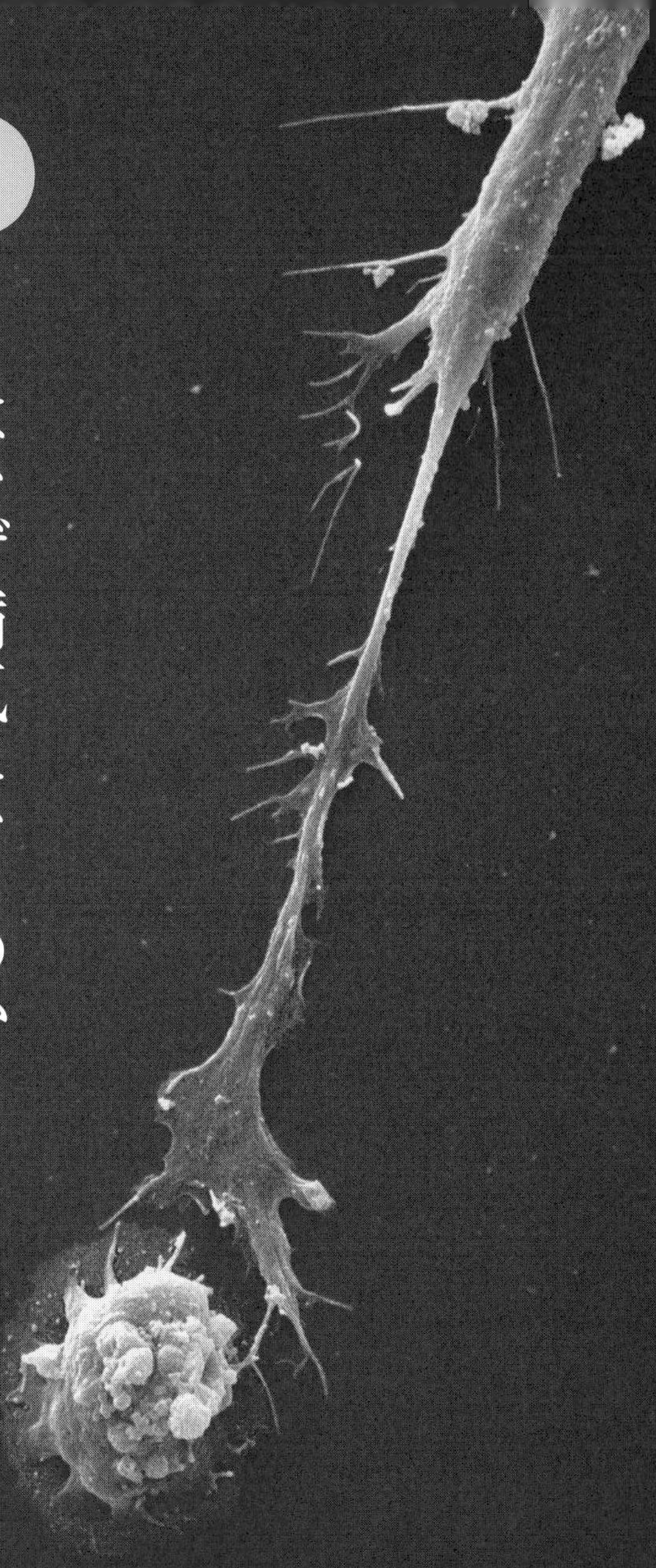

## ▼ヒトはなぜ病気にならずにすむのか

私たちの健康を維持する上で大きな鍵を握っているのが、生体に備わっている「免疫」という仕組みである。

免疫系というシステムが正常に機能すると、体内に異物（病原体など）が侵入してきても、それらを排除することにより生体は防御される。これを、免疫系の「正の応答」という。ヒトが絶えずウイルスや細菌といった病原体にさらされているのに、感染して大ごとにならずにすむのは、免疫系が「正の応答」により、これらの病原体を撃退しているからにほかならない。実は、体内に生じたがん細胞を排除するのも、免疫系の「正の応答」の働きである。

麻疹《はしか》のように、「一度罹《かか》ると二度と罹らない」といわれる病気がある。これは免疫系の働きによるもので、その効果を利用した医薬品がワクチンである。これは、無毒化あるいは弱毒化した病原体やその一部（ワクチン製剤）を、まだその病気に感染したことがない人の体内へ注入する。いわゆる予防接種で、これにより免疫力が高められて感染しないようになる（あるいは、感染しても重症化するリスクが下がる）。

人類は、ワクチンによって、世界中で死病と恐れられていた多くの感染症から免れることができるようになった。中には、天然痘《てんねんとう》（疱瘡《ほうそう》）のように地球上から根絶された病気さえある。

ただし、免疫系の「正の応答」は強ければ強いほどよいというわけではない。免疫系が、細菌やウイルスなどの病原体を異物として攻撃するのは、病原体の持つ「抗原」と呼ばれる標識を認識して、それらを「非自己」であると判定しているからだ。このような「正の応答」は、生体防御には不可欠な反応であっても、過剰に働くと厄介な事態を招く。たとえば、体内には、腸内に生息している腸内細菌など、宿主《しゅくしゅ》であるヒトの健康に利益をもたらすような「異物」も存在する。また、飲食によって体内に取り込まれる「食物」も、妊娠中の「胎児」も、厳密にいえば、私たちの体にとっては「異物」である。こうした「異物」に対していちいち過剰に反応していたら、さまざまな不都合が生じてしまう。

しかし、よくできたもので、ヒトの免疫系にはこうした過剰な免疫応答を起こさないようにする働きが備わっている。これを免疫系の「負の応答」と呼ぶ。こうした正負の免疫応答が存在して、それらのバランスがとれているからこそ、私たちは良好な健康状態を維持できるのである。

### ▼急増する自己免疫疾患

免疫系は、「正の応答」と「負の応答」との微妙な均衡によって成り立っており、そのバランスが崩れると「不都合」が生じる。その代表にアレルギー反応がある。二〇〇五年時点で、日本人の約三人に一人が何らかのアレルギー疾患に罹患《りかん》しているとされていたが、二〇一〇年の有病率は約二人に一人となっており、急速に増加していることがわかる。

典型的なアレルギー反応としておなじみなのは、花粉症である。たとえば、スギなどの花粉が鼻の粘膜内に入ると、抗原提示細胞の一つである樹状《じゅじょう》細胞がこれを異物（抗原）として認識する。その抗原の情報は、免疫細胞の中でも、白血球の一種であるリンパ球のT細胞へと送られる。T細胞からさらに、別のリンパ球であるB細胞に情報が送られると、花粉にピタリと合う「抗体」（スギ花粉特異的IgE抗体）が作られる（感作《かんさ》が成立）。このIgE抗体が、抗原である花粉を再び捉えると、鼻の粘膜下組織にある肥満細胞から、炎症を起こす物質（ヒスタミンやロイコトリエン）が放出される（図1-1）。この結果、ヒトはくしゃみ、鼻水、鼻づまり、かゆみなどに悩まされるようになるのだ。

近年、アレルギー疾患と同じく日本人に増えているのが「炎症性腸疾患」で、これは潰瘍性大腸炎とクローン病という病気をあわせた呼称である。二〇一四年時点での日本人の患者数は、潰瘍性大腸炎が一七万人、クローン病が四万人を超え、合計二一万人に達する。新たに発症する患者は、潰瘍性大腸炎では年間一万人を超え、二〇〇〇年頃と比べて二倍以上に増加している。

炎症性腸疾患は、腸や大腸などの消化管に炎症が生じて、粘膜がただれて潰瘍ができる病気である。主な症状として、下痢や血便、腹痛、発熱、貧血などがあり、さまざまな合併症が発現することもある。症状の軽減または消失（寛解《かんかい》）と、再燃を繰り返し、厚生労働省の特定疾患（難

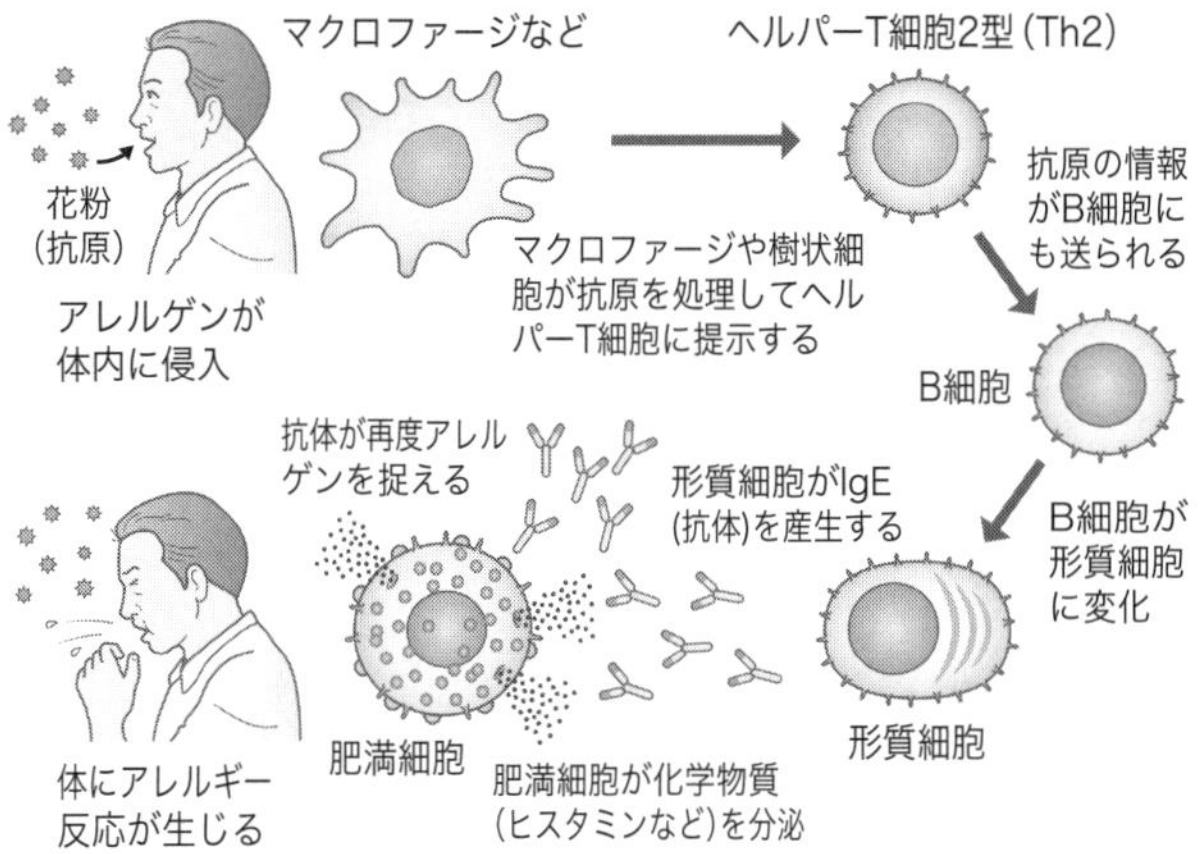


**図1-1　Ⅰ型アレルギーの発症機構**

花粉・ダニなどの抗原が体内に入ると、マクロファージが異物と認識し、取り込んだ後、細胞内で分解して抗原を提示する。抗原で活性化されたヘルパーＴ細胞がＢ細胞の活性化を補助し、Ｂ細胞は形質細胞（抗体産生細胞）に分化する。形質細胞が産生するIgEは肥満細胞の表面に結合し、抗原が入ってきたIgEに結合すると、肥満細胞からヒスタミンやロイコトリエンが放出され、アレルギー反応を起こす

病）にも指定されている厄介な病気だ。

ヒトの腸管内には、一〇〇〇種類以上の腸内細菌が一〇〇兆個、重さにして一kgもが棲《す》みついて、私たちと共生している。腸は、食物やこうした腸内細菌など、生体にとって有益なものを含めて、さまざまな抗原に常時さらされている。このため、腸内の免疫細胞は「負の応答」によって制御されており、有益である異物に対して過度に反応することがないようになって

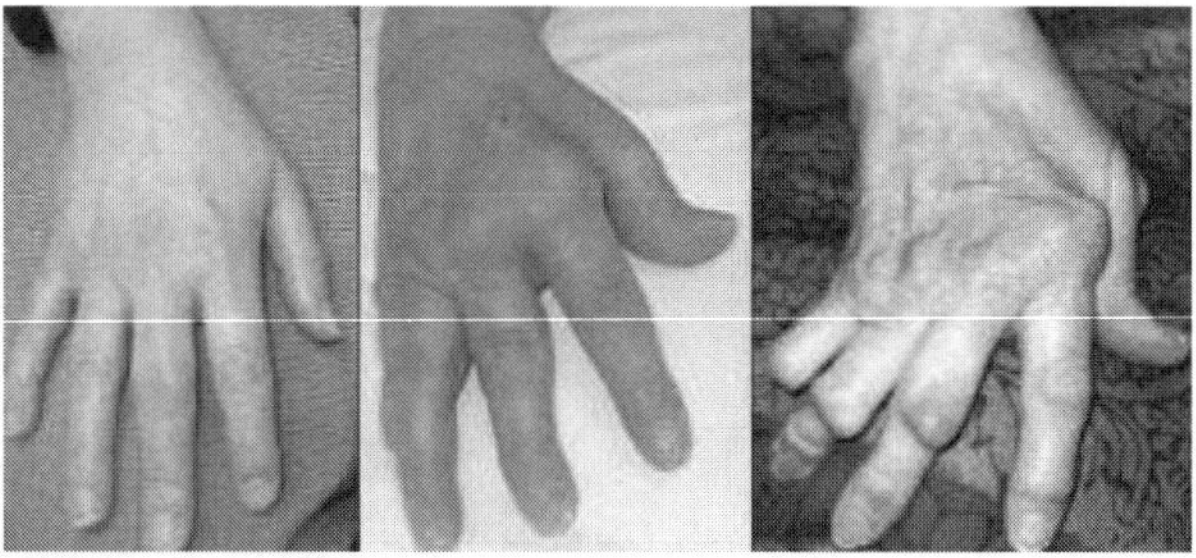

関節リウマチで変形した指

いる。しかし、免疫系のバランスが崩れると、自己の腸内細菌に対しても過剰な反応を起こすようになり、炎症性腸疾患を発症するのではないかと考えられている。

もっとも、アレルギー反応を引き起こす花粉も腸内細菌も、ヒトの身体という「自己」から見れば、明白な「非自己」である。免疫系が「非自己」を認識してこれを排除するのは、ある意味でもともとの役割に従ったものであり、免疫系を発達させてきた高等生物には避けることができない事態であるといえなくもない。

こうした異物をきっかけとして起こる病気とは別の次元の病気に、「自己免疫疾患」がある。これは、免疫細胞が「自己」の組織や細胞を異物（抗原）と見なして、攻撃してしまうことで発症する病気である。

代表的な自己免疫疾患の一つとして、「関節リウマチ」が知られている（写真）。免疫系が、関節の滑膜《かつまく》という組織を攻撃することで起こる病気で、日本では約七〇万人が罹患しているとされる。発症者の割合を見ると、女性が男性の四倍と圧倒的に罹りやすいが、印象派の画家ルノワールは、後半生をこの病気で苦しんだとされる。晩年は指が大きく変形してしまい、包帯で絵筆を指にくくり付けて、絵を描き続けた（写真）。

また、免疫系が、インスリンを分泌している膵臓《すいぞう》の$\beta$細胞を攻撃することで起こるのが、1型糖尿病（インスリン依存性糖尿病）である。主として中高年期以降に生活習慣病として現れる2型糖尿病とは異なり、1型糖尿病には遺伝的因子、ウイルス感染などの環境因子が関与しており、子どものうちから発症してくる場合が多い。血糖を降下させるホルモンであるインスリンが十分に分泌されなくなり、血糖値が上昇して、さまざまな合併症を引き起こす。

さらに、多発性硬化症は、中枢神経（脳、脊髄、視神経）に繰り返し炎症が生じる病気で、若年者の発症が多い。こちらも免疫系の暴走が原因である。さらに、特定の臓器だけではなく、体中のすべての組織や細胞に対して、免疫系が攻撃を仕掛けてくる病気もある。たとえば、全身性エリテマトーデス（systemic lupus erythematosus：SLE）は、文字通り、全身に症状が出る自己免疫疾患で、発熱、倦怠《けんたい》感に加えて、関節、皮膚、腎臓、

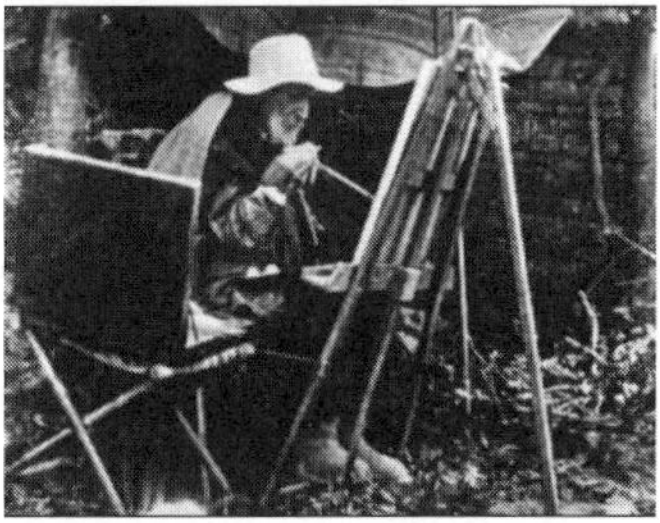

絵筆を変形した指にくくり付けて絵を描くルノワール

る。

肺、中枢神経など全身のさまざまな臓器の異常が、一度にあるいは時間の経過と共に起きてくる。

1型糖尿病、多発性硬化症などのように特定の臓器だけが影響を受ける病気を、「臓器特異的自己免疫疾患」と呼ぶ。これに対して、関節リウマチ、全身性エリテマトーデスのように障害が全身に及ぶものは、「全身性自己免疫疾患」と呼ばれる。

自己免疫疾患には実に多様な種類があり、入院や治療が必要な人もいれば、医師にかかるまでもない軽症の人もいるが、すべてを合わせると、実に人口の少なくとも五％が何らかの自己免疫疾患に罹っているといわれる（図1－2）。自己免疫疾患は、高血圧や脂質異常症（高脂血症）などの生活習慣病や、がん、アレルギー疾患と並び、現代において克服しなくてはならない病気である。

## ▼自己を攻撃する細胞を誰もが持っている

本来、「非自己」に対して攻撃を加えるはずの免疫系が、なぜ「自己」に対して牙《きば》をむくようになるのか。自己免疫疾患の発症メカニズムについては今なお不明な点が多い。しかし、驚くべきことに、最近の研究によって、どんなに健康な人であっても、自己反応性の免疫細胞が体内に潜んでいて、これにより自己免疫疾患を引き起こす恐れのあることがわかってきた。何らかのき

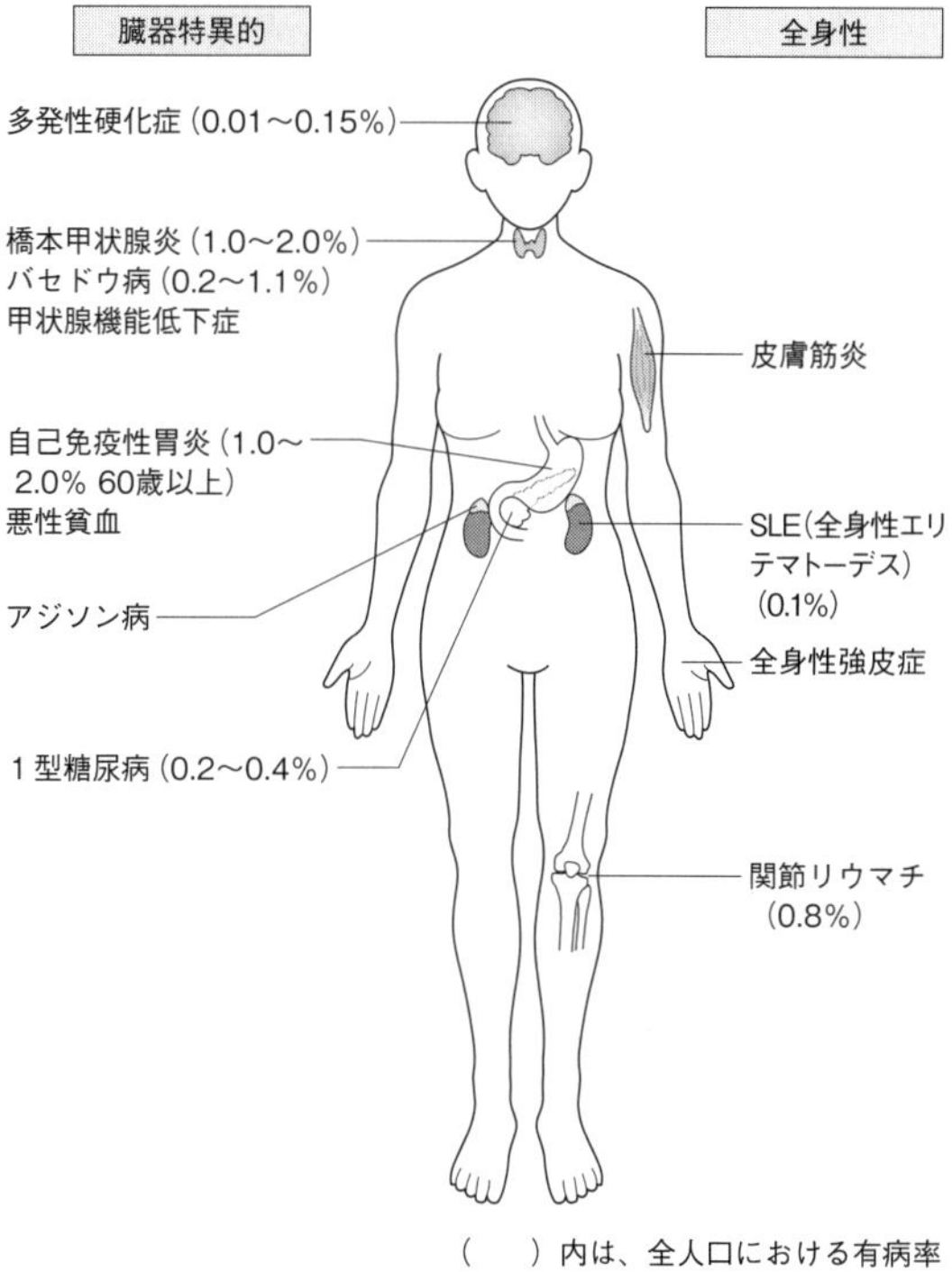


**図1-2　人口の約5%は何らかの自己免疫疾患に罹患している**

っかけでこの免疫細胞が暴走するようになれば、誰でも自己免疫疾患を発症する可能性がある。

　これがいかに危険であるかを、動物実験で実際に示すことができる。マウスに、自己の身体の一部である、自分の中枢神経系（脳や脊髄）から採取したミエリン塩基性タンパク質（ＭＢＰ）を、抗原に対する免疫応答を増強させる働きのあるアジュバントと呼ばれる物質と共に注射すると、激しい自己免疫反応が起こってくる。マウス自身の免疫細胞のうち、ヘルパーＴ細胞や細胞傷害性Ｔ細胞（キラーＴ細胞）が、注射したタンパク質に反応して自分の脳や脊髄を攻撃しはじめ、神経に特異的な自己免疫疾患であるヒトの多発性硬化症と同じような症状が生じるのだ。注射する自己抗原（自己反応性タンパク質）の種類を変えることにより、他の自己免疫疾患を起こすこともできる。

　同様の現象は、実はヒトにおいても生じることがわかっている。自己の成分に反応する免疫細胞は、マウスと同じように健康なヒトの血液中にも簡単に見つかる。

　以上の実験結果からわかることは、自分を攻撃する免疫細胞は、何らかのきっかけにより、容易にかつ強力に誘導されてくるという事実である。すなわち、健常な個体であっても、潜在的に自己免疫疾患を起こし得る自己反応性細胞が、全身の末梢免疫系（リンパ節、脾臓《ひぞう》、末梢血、皮膚、腸管など）に普通に存在しているということである。これは、健康な人であっても、誰もがいつ自己免疫疾患を発症してもおかしくないことを意味する。にもかかわらず、実際に九五％近い人は自己免疫疾患を発症せずにすんでいる。

これは、正常な免疫系が「自己」と「非自己」を見極めて、正しい攻撃対象を決めているからだと考えられる。そもそも、免疫系は「自己」に反応しないようにできているはずである。そうした原則がありながら、なぜ、五％の人に自己免疫疾患が起きるのだろうか。そのような人の免疫系では、「自己」と「非自己」の境界が揺らいでいて、本来攻撃しない「自己」を攻撃対象にしてしまうのではないだろうか。

## ▼二律背反性に反して……

一九七〇年代後半、京都大学医学部の学生だった私は、「自己免疫疾患」について学ぶうちに、「非自己」と「自己」を巧みに制御する免疫系というシステムの奥深さに魅せられた。それ以降、図らずも四〇年以上もこの研究テーマを追究してきたことになる。

最初に「自己免疫疾患」の存在を知ったのは、医学部で受けた講義だった。学びを深めるにつれ、免疫系というシステムが持つ「非自己は攻撃しても、自己は攻撃しない」という二律背反性に興味を持った。それに反して、自己を攻撃することで起こってくるのが、自己免疫疾患である。その事実が示唆するものはとても哲学的であり、強い印象を受けたことが、研究者として歩みだす出発点になった。

私たちヒトの体は、日々外来の病原体に襲われ、細胞や組織は大なり小なり傷つけられている。しかし、少々のことでは、慢性の「病気」にはならない。たとえば、インフルエンザウイルスに感染しても、健康体であれば一〇日も経てば回復する。

これに対して自己免疫疾患は、「自己」に対する免疫の働きを抑え続けることをしなければ、歯止めなく病気が進行し、重症化していく。日常生活を健康に送れないほどの障害が起こるのは、極めて重大なことだ。しかも、人口の五％もの人が、そのような可能性がある病気に罹っているというのだから、事態は深刻だ。もし、そのような病気が起こる理由を説明することができれば、免疫系の仕組みの中で「自己」と「非自己」が揺らぐのはなぜかという、生命に対する根本的な問いへの答えが得られるのではないか。私はそう予感した。

## ▼「自己」「非自己」は連続的

一九七六年に医学部を卒業した私は、自己免疫疾患を究めようと、臨床医学の道には進まず、そのまま京大大学院に進学して、病理学教室に入った。

病理学を志したのは、それが、病気の原因を理解するための学問であったからだ。「病理学（pathology）」とは文字通り、ギリシャ語で、病気（pathos）の理《ことわり》（logia）を論じるという意味で、生体に起こった病気の原因をさまざまな手段を用いて分析し、病気の本質を解明することを目的としている。また、医学としての病理学は、そのようにして解明された病気の原因に迫り、生体から原因を取り除くことで、病気の治療と予防への貢献を目指した学問である。まさに、私の目指しているものと一致した。

しかし、病気になった患者の身体に生じている変化を調べるには、人体解剖によって得られた組織を対象としなくてはならない。このため、古典的な病理学は、まず人体構造を学び、解剖学などの修行を積んでいくところから始まる。一人前の病理医と認められるまでには、膨大な数の人体解剖の経験を積まねばならない。これでは、いつになっても自己免疫の本質にたどり着けそうにないことを悟った。途中から、免疫学に直接的に斬《き》り込もうと考えて、実験動物や培養細胞を用いた別のアプローチを試みることにした。

そこから、コツコツと三年余り動物実験を積み重ねた末、一九八〇年代初頭に、胸腺《きょうせん》で作られるリンパ球（T細胞）の中から、それまで知られていなかった免疫系の暴走を抑える細胞の存在を探り当てたのだった。後に「制御性T細胞（regulatory T cell：Treg）＝Tレグ」と命名した、この細胞の発見の経緯については、章を追って詳しく説明しよう。

胸腺（thymus）とは、胸骨の裏側にある臓器である。T細胞は、この胸腺で作られたリンパ球であることから、その頭文字を取ってそう呼ばれている。T細胞の一種である制御性T細胞は、免疫反応を抑制的に制御するように働く免疫細胞で、正常な個体（健常人）の血液中のCD4陽性T細胞の約一〇％（リンパ球全体の五％）を占めており、正常な免疫機能の維持に不可欠な細胞であることが明らかになった。この制御性T細胞の存在を考慮に入れれば、自己免疫疾患が起こる原因を次のように説明できると、私は直感した。

私たちの体内に備わっている免疫細胞の中には、「自己」に過剰に反応して攻撃するT細胞もある。こうした細胞は自己免疫疾患を引き起こしかねない厄介者である。一方、T細胞の中には、免疫細胞そのものを抑制する機能を持ったT細胞（制御性T細胞）もあり、免疫系は両者によってバランスを取ることで恒常性を維持しており、病気が頭を出さないようになっている。ただし、T細胞による免疫抑制のレベルは、固定されたものではなく、時に制御性T細胞の数が減りすぎたり、機能低下を起こしたりすると、自己免疫疾患を抑え込むことができなくなる（図1－3）。何らかの原因で免疫抑制の制御レベルがバランスを失い、免疫系が本来攻撃しない自己の細胞に牙をむいたことにより、自己免疫疾患が生じてくるのではないか。私は、このような概念を思いついた。

### ▼幻となったサプレッサーT細胞

制御性T細胞の発見によって、自己免疫を制御している免疫系の本質を捉えたと確信するに至ったものの、これが免疫学の研究者の間に浸透するまでには極めて長い時間を要した。

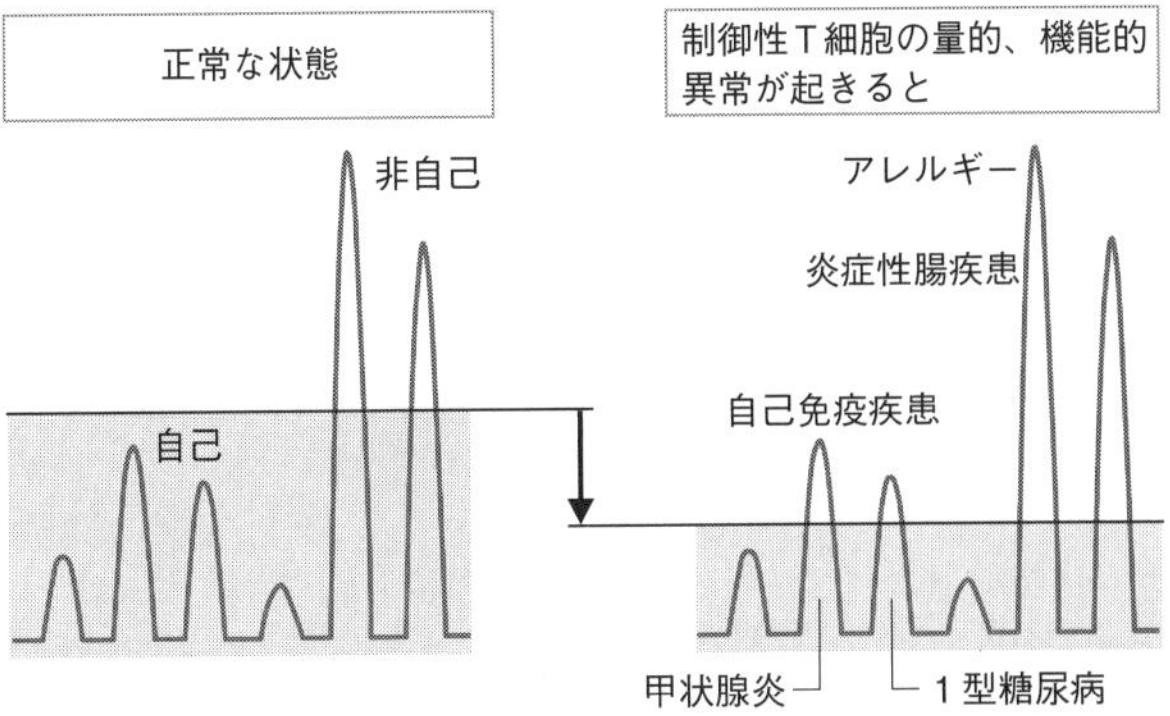


**図1-3　制御性T細胞による免疫制御**

体内にあるＴ細胞の「自己免疫」は一律ではなく、自らの細胞に敏感に反応して攻撃し、自己免疫疾患を引き起こす危険があるものも存在する（図右）。しかし、制御性Ｔ細胞は、こうした自己に過敏に反応するＴ細胞の免疫応答を抑制することで、自己免疫疾患やアレルギーの発症を食い止めている。

ピークの高さは反応の強さを表していて、正常な状態では、自己に反応するリンパ球は存在するが、制御性Ｔ細胞によって抑えられている（図左）。しかし、制御性Ｔ細胞の数が減少したり、機能異常が起きると、甲状腺炎、１型糖尿病などの自己免疫疾患が起きるし、花粉などに反応するようになれば、アレルギーが起き、また、腸内細菌に反応するようになれば炎症性腸疾患が起きる（図右）

実は、「免疫反応を抑える免疫細胞」の概念は、私が制御性T細胞を発見する少し前から提唱されていた。一九七〇年代に華々しく登場したのが、「抑制性T細胞（Suppressor T cell）」（サプレッサーT細胞）名付けられた細胞が存在するという仮説だった。あわせてサプレッサーT細胞によるリンパ球の不活化や免疫応答制御のメカニズムも提唱され、当時は世界中の免疫学者たちの注目の的となっていた。

私が自己免疫疾患の研究を始めたばかりの頃のことで、サプレッサーT細胞により、発症原因についての疑問が説明できるかもしれないという期待を抱いた。しかしすぐに、それでは説明がつかないことがわかった。

サプレッサーT細胞は、非常に特殊な条件下でのみ誘導できるとされており、とても曖昧な概念だった。その細胞が自己に対する免疫不応答（免疫自己寛容）をどのように維持するのか、さらに、実際の自己免疫疾患の発症制御にどのように関与しているのか、そのメカニズムは不明なままであった。

第四章で詳しく述べるが、一九八〇年代に入って、細胞が遺伝子レベルで解析されるようになると、サプレッサーT細胞には大きな疑問が投げかけられることになった。客観的に実体を示せなかったために、その存在はほどなくして否定されることになった。ブームは雲散してしまい、今では、サプレッサーT細胞自体が〝なかったもの〟と見なされている。

自己に反応する免疫系を抑えるという作用において、制御性T細胞は、サプレッサーT細胞と共通する概念を持っているが、分子生物学的には全くの別物であることは強調しておきたい。

残念ながら、私の制御性T細胞は、世の中から〝幻のサプレッサーT細胞〟と混同されたことで、日の目を見るまでに長らく足踏みをすることになった。しかし、世の中の目が向いていなかったことで、その本質に関わる重要な研究成果はほぼ私たちが独占することができ、制御性T細胞の核心にうまく近づくことができたともいえる。ケガの功名であった。

サプレッサーT細胞の存在が否定されたのは、当時の技術レベルでは無理からぬ側面もあった。提唱者たちは、「見えないもの」を見ようと焦りすぎたのか、細胞の現象レベルで彼らが見つけたと主張した細胞は、遺伝子レベルの研究でその正体を確認できなかったのである。これに対して私たちの研究は、臓器（胸腺）から細胞（T細胞）へ、細胞から分子マーカーへ、そして、遺伝子へと、きっちり要素還元的な方向へと進めることができた。そこには、技術の進歩という時代的な後押しがあったことは見逃せない。幸運だったともいえる。

## ▼制御性T細胞の発見

少し専門的な話になるが、これからの説明に不可欠な概念を紹介しておこう。

自己免疫疾患の発症を防ぐ能力を持っているT細胞を同定するには、まず、そのような細胞だけが表面に目印として持っている分子を見つけることが早道となる。T細胞は、外界から入ってきた異物に対して特異的に働く獲得免疫系の主役となっている。機能によって異なる種類のT細胞があり、免疫系の司令塔として免疫応答を促進するヘルパーT細胞、病原体を攻撃する細胞傷害性T細胞（キラーT細胞）などが知られていた。実は、これらは顕微鏡で見てもほとんど区別がつかないが、T細胞の表面にある分子に着目すると、生化学的に分類することができる。細胞表面には、タンパク質からなる何百種類もの分子があり、T細胞の種類によって発現の状況が異なっているために、その機能にも違いが生まれてくる。こうした細胞表面分子は、制御性T細胞をはじめとするT細胞を同定するための有力な手がかりとなるもので、「分子マーカー」と呼ばれている。

制御性T細胞を同定できたのは、一九九五年に、その細胞だけが表面に発現している特有の分子マーカーを突き止めたことが出発点となった。一九八〇年代初頭から、私は制御性T細胞の存在を確信していたが、その分子マーカー探しは難航を極めた。一五年に及ぶ研究の積み重ねによって、一九九五年に制御性T細胞の分子マーカーをようやく特定することができた。

制御性T細胞の細胞表面分子は、その当時、サプレッサーT細胞のマーカーとされていた表面分子とは明らかに異なっていた。この発見によって、それまで制御性T細胞の存在に疑いの目を向けてきた研究者たちの見る目が徐々に変わっていった。

目印となる分子マーカーの発見によって、制御性T細胞を他の細胞ときちんと区別することができるようになり、分離して、どのような機能を持っているかを解析できるようになった。研究者の誰もが、制御性T細胞を見つけ出し、容易に扱えるようになったのだ。

ただし、この時点になっても、免疫学界の一部では、幻と消えたサプレッサーT細胞の影響で、制御性T細胞の存在を疑う研究者は少なくなく、胡散《うさん》臭い目で見られることもあった。

## ▼Foxp3遺伝子を発見

ところが二〇〇三年になって、状況が一変するような出来事があった。私たちは、制御性T細胞の発生、機能発現、分化状態の維持、それらのすべてを制御しているマスター遺伝子が、Ｆｏｘｐ３《フォックスピースリー》（forkhead box P3）であることを発見したのだ。これにより、制御性T細胞の存在と機能は揺るぎない事実となって、その研究は飛躍的に進展することになった。

そのＦｏｘｐ３は、免疫が自分の組織や臓器を攻撃してしまう病気である自己免疫疾患と遺伝子発現の関係性を調べるなかで見つかってきた（第五章参照）。その正体は、転写因子といわれるタンパク質で、ＤＮＡの特定の塩基配列に結合して遺伝子の発現を制御していた。

細胞の設計図であるＤＮＡの情報は、ＲＮＡへと転写（コピー）され、それに基づいて機能を持つタンパク質が合成される。転写因子は、ＤＮＡ配列のどの部分をＲＮＡに転写するかをコントロールしており、それにより分化や増殖などといった、それぞれの細胞の働きが決まってくる。

さらに、転写因子をコードする遺伝子が多数あるうちで、Ｆｏｘｐ３は、細胞分化を発動する指令スイッチのような機能を持つマスター遺伝子であり、制御性Ｔ細胞の機能に関わる特定の遺伝子セットを発現させる機能を持っていた。Ｆｏｘｐ３は、まさに制御性Ｔ細胞の働きを決める、極めて重要な遺伝子だったのだ。

私たちは、マウスの細胞を用いた実験で、制御性Ｔ細胞をコントロールするＦｏｘｐ３遺伝子に変異が存在すると、制御性Ｔ細胞の数や機能に異常が生じて、全身の臓器に重篤《じゅうとく》な自己免疫疾患を引き起こすことを突き止めた。これは、制御性Ｔ細胞が、自己に対する免疫応答を制御しており、自己に対する反応が抑制される「免疫自己寛容」の維持に重要な役割を果たしていることを説明するのに十分な成果だった。

### ▼免疫の恒常性の維持

その後の研究から、自己免疫疾患以外の病気と制御性Ｔ細胞の関わりも明らかになってきた。制御性Ｔ細胞は、自己免疫疾患の発症を抑えるだけでなく、かなり広範な免疫応答に関わっていることがわかってきた。例を挙げると、臓器移植時の拒絶反応（移植免疫）、炎症、アレルギー反応、さらには妊娠においても、制御性T細胞は、さまざまな有害で過剰な免疫応答を抑制することで、免疫の恒常性の維持に重要な役割を果たしている。

一方、がんについても、制御性T細胞は、がん細胞に対する免疫応答を抑制することにより、腫瘍の増殖に関わっていることも解明されてきた。

当初は、マウスから得られた知見に限られていたが、ヒトの体内にもマウスに見られるものと相同な制御性T細胞が存在していることが、二〇〇一年に報告された。Foxp3はヒトの制御性T細胞においてもマスター遺伝子であることが明らかになり、さらに多くの研究者がこの分野の研究に参入してきた。これまでに、ヒトのさまざまな病気に制御性T細胞が深く関わっていることが次々と解明されている。既に研究は基礎医学から臨床医学分野へと広がり、免疫細胞療法への応用が期待され、そうした研究は大きな盛り上がりを見せている（図1―4）。

〝幻のサプレッサーT細胞〟の騒動の後、免疫学の世界においては、免疫を抑制するT細胞の研究について長らく否定的な空気が漂った。しかし、そうした状況の中で我々が研究を続けてこられたのは、そうした免疫を制御する機能を持つ細胞の存在を仮定しなければ、考えられないような現象に実際に数多く遭遇したからだった。

その結果、長年、議論の的になっていた免疫抑制的に働く細胞の存在は、制御性T細胞を同定できたことで、確固たる事実になったといえる。

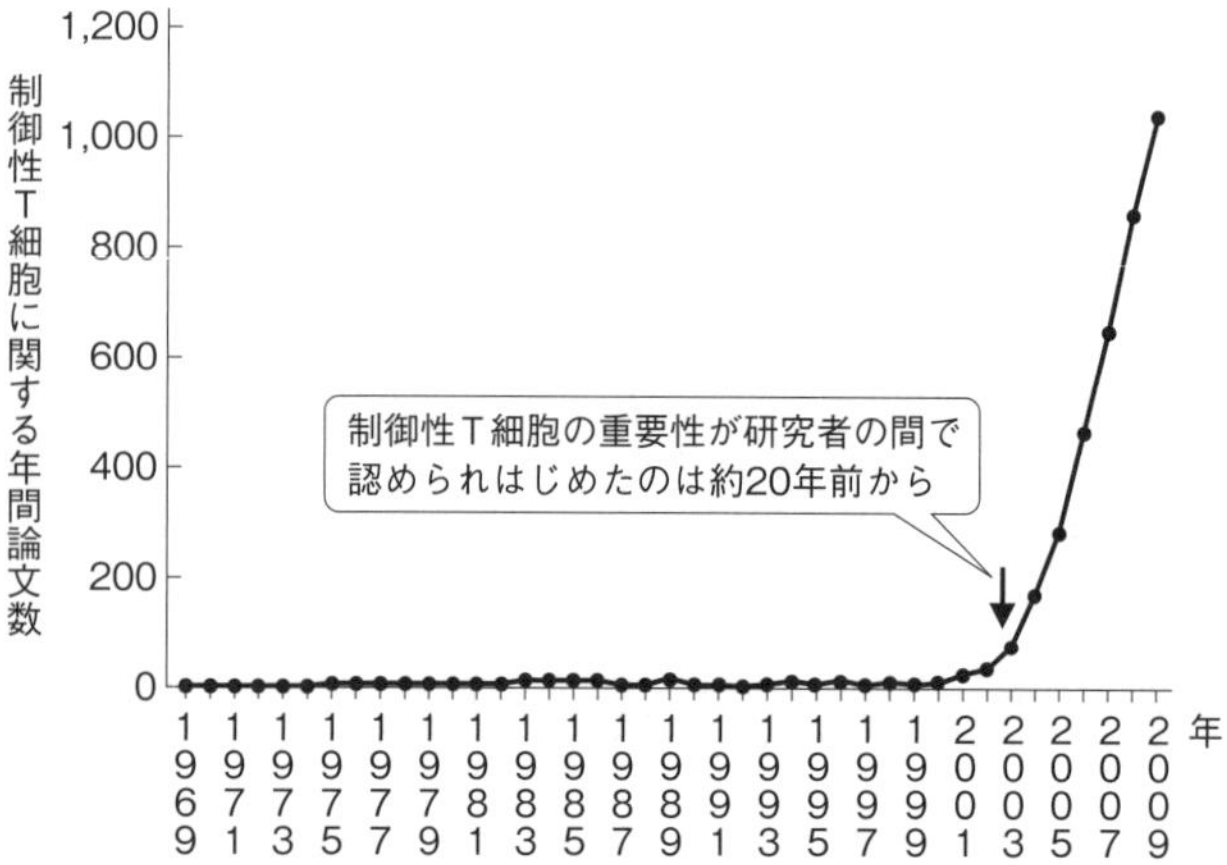


**図1-4　制御性T細胞に関する論文発表数(「Regulatory T Cells: Methods and Protocols, Humana Press, 2011」の資料を基に作成)**

### ▼免疫を制して病気も制する?!

制御性T細胞は、その分化や免疫応答抑制のメカニズムなどについて、まだまだ多くの謎が残されているが、その解明を目指す研究と共に、免疫制御の新たなターゲットとして医療に応用しようという研究が世界中で進められており、大きな期待が寄せられている。

制御性T細胞をうまく操ることができれば、多くの人を苦しめているさまざまな自己免疫疾患、炎症性疾患、アレルギー疾患、がんなどの治療が可能になると考えられている。また、臓器移植やこれから増えていくだろう人工多能性幹細胞(iPS細胞)などを用いた細胞治療(再

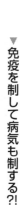

生医療）の際に問題となる拒絶反応も抑えられるようになる可能性がある。薬剤による免疫抑制ではなく、自らの体内にもともと存在し、免疫抑制機能に特化した制御性T細胞を用いれば、体に優しくより生理的な治療法となるはずだ。

現代人の多くが悩まされているアレルギー疾患や自己免疫疾患は、いずれもまだ根本的な治療法は見つかっておらず、免疫細胞の働きを一時的に抑制して症状を緩和する目的で、ステロイド薬や免疫抑制薬などが治療に用いられている。また、関節リウマチなどでは、免疫の異常に関わるサイトカイン（生理活性物質）が見つかっており、その働きを抑制するような薬もある。

しかし、これらの薬は、免疫を抑えるために使い続けなくてはならなかったり、さまざまな抗原に対する免疫応答を一気に抑えつけることになったりして、免疫のバランスを乱してしまう。また、病原菌などに対する免疫力を低下させるため、感染症に罹りやすくなるといったリスクや副作用が生じる。

そこで、制御性T細胞に注目して、それをコントロールすることによって、病気に関係した免疫細胞だけをピンポイントで封じ込め、異常な（過剰な）免疫応答だけを抑えるという治療法が考えられる。

先述した通り、自己免疫疾患は、「自己」に反応する細胞（自己反応性T細胞）と、それを抑える細胞（制御性T細胞）がバランスを欠いたために起きている。であれば、その不均衡を解消して、免疫系の「自分に反応しない」という本来の機能を元に戻せれば、症状は収まるはずだ。再びバランスが崩れない限り、薬も必要なくなる。これこそ、自己免疫疾患になった患者が望む究極の治療になり得る。

誰の体内にももともと制御性T細胞が存在していることはわかっているが、力が弱い、数が少ないといった理由でうまく機能せず、免疫応答を制御する機能が抑えつけられた状況下では、自己反応性T細胞に負けてしまい、自己免疫疾患の発症を抑え切れなくなる。そこで、何とかして制御性T細胞を増やして、「免疫系が自分に反応しない」状態を再構築しようというのが、治療の目的だ。

### ▼がんの免疫治療

もう一つ、制御性T細胞を使った治療として、熱い期待を集めているのが、がん治療への応用である。がんは、今では日本人の死因のトップを占める深刻な病気で、二〇一八年、一部の患者で劇的な効果を示した免疫治療薬の開発がノーベル生理学・医学賞の受賞理由となったこともあり、がん免疫療法は脚光を集めている。

実は、がん組織には、制御性T細胞が過剰に浸潤《しんじゅん》していることがわかっており、それを踏まえた免疫治療が鍵になってくると考えている。がん細胞は、もともと自己の細胞で、それが変化してしまった細胞である。がんの免疫療法においては、〝自己もどき〟のがん細胞に対する免疫応答を上げなくてはならず、そのためには免疫を抑制しようとする体内の制御性T細胞を減らす必要がある。実は、制御性T細胞は増やすよりも減らすほうが技術的に簡単で、ある種の薬を用いて減らせる可能性が示唆されている。

ただし、気を付けなくてはならないのは、免疫系を抑える制御性T細胞を完全に取り除いてしまうと、自己免疫疾患を発症してしまう。治療の鍵となるのは、どの程度まで制御性T細胞を減らせば、副作用としての自己免疫疾患を起こさずに、がん細胞を攻撃させられるのかを知ることだ。幸いにして、がん細胞に浸潤している制御性T細胞が発現している分子がわかっている。そこで、その表面分子を狙い撃ちにする抗体医薬や、飲み薬として使える低分子医薬を用いたりすることで、制御性T細胞を減らせる可能性がある（詳細は第六章参照）。

私が目指している制御性T細胞の究極の応用は、それをさまざまな病気の予防のために用いることだ。たとえば、遺伝的にがんになりやすいということがわかった人の場合、制御性T細胞をちょっとだけ減らして免疫を強めておけば、がんになりにくくなるはずだ。あるいは、花粉症がある人は、花粉の飛散時期の一ヵ月ほど前から、制御性T細胞を増やす薬を飲みはじめる。あらかじめ制御性T細胞をちょっとだけ増やしておき、花粉の季節が終わったら服薬をやめる。将来は、そうした治療が当たり前の時代になってくるだろう。

制御性T細胞の研究は、ここ一五年余りで飛躍的に進んでいる。世界中で多くの人たちが、基礎科学と臨床応用の両面から、制御性T細胞の研究を鋭意進めており、免疫学研究の中で最もホットな話題の一つになっている。私が研究を始めてから四〇年余り、制御性T細胞を見出してからでも、実に四半世紀以上が経っている。今になって振り返ってみると、その時その時でやるべきことが私にはあったため、意外と早く時間が経過してしまったという印象である。

本書では、免疫学の研究の歴史を全体的に顧みながら、制御性T細胞発見までのエピソード、そしてその応用について順を追って解説していく。免疫の世界における制御性T細胞の位置付けについても言及したい。

# 第二章

# 「胸腺」に潜む未知なるT細胞

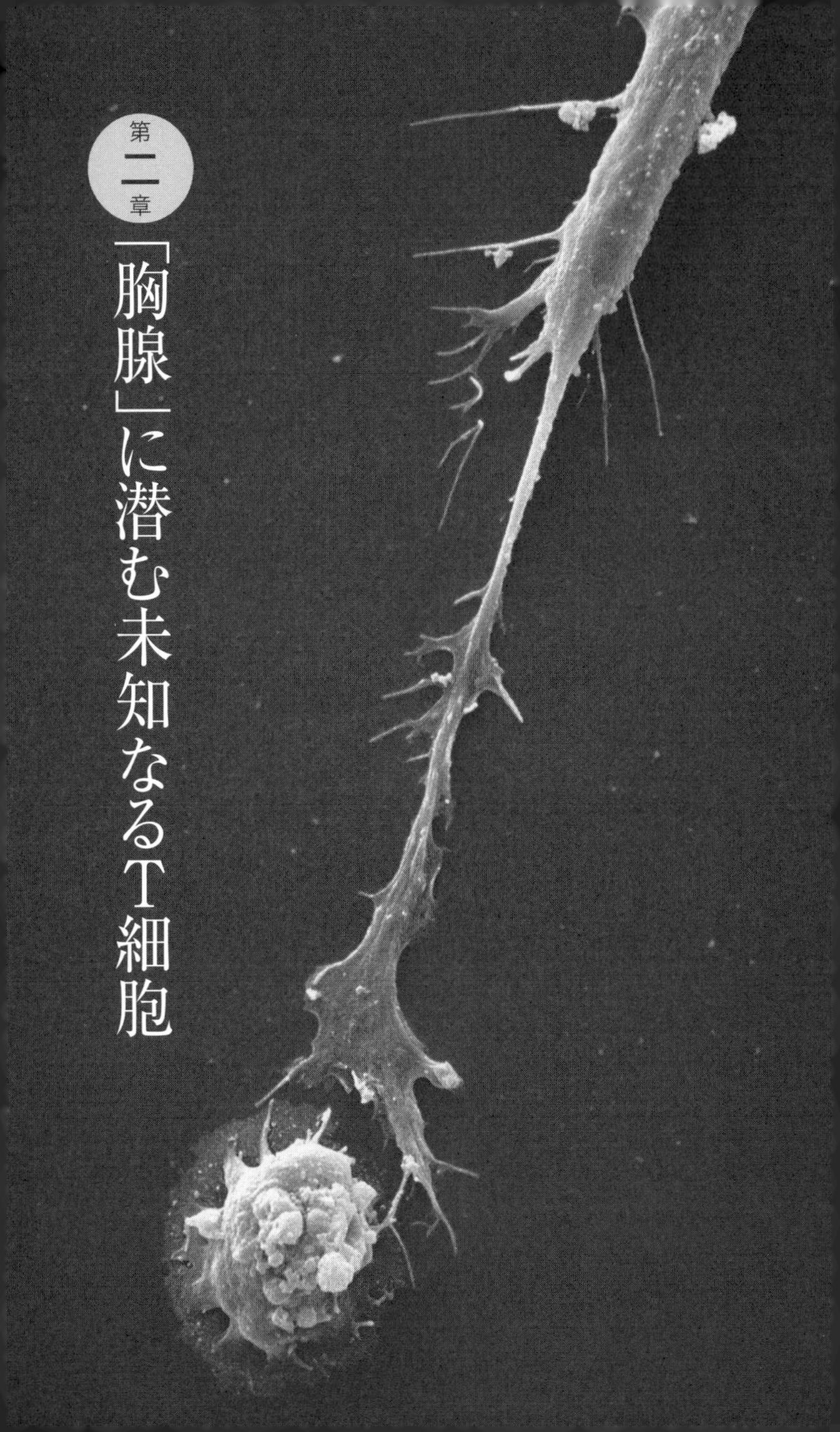

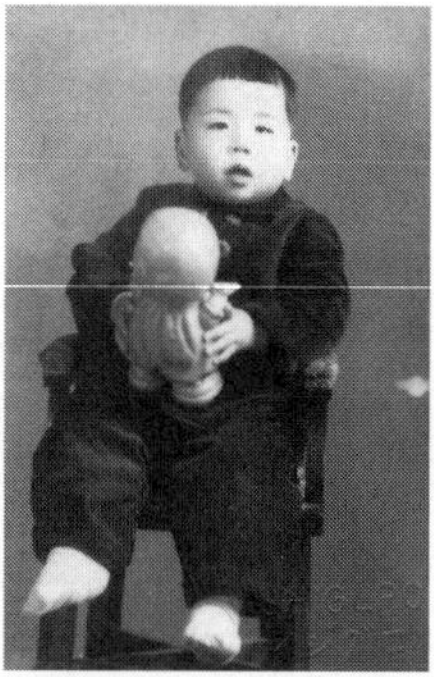
1歳頃の写真

## ▼精神科医を志して医学部に入学

二〇世紀半ば、DNAの二重らせん構造の発見によって分子生物学の時代が到来しつつあったが、免疫学はいまだ揺籃《ようらん》期にあり、免疫の実体は未解明のままだった。

私は、まさにそんな時代に生を受けた。

一九五一年、琵琶湖のほとりの滋賀県長浜市に、兄と弟に挟まれた三人兄弟の真ん中の次男として生まれ、父親から「志文《しもん》」という名前を与えられた。

「Simon（シモン）」といえば、ユダヤ系に多い名前で、キリスト十二使徒の一人もそう名付けられている。そのせいか、海外に行くと、命名の由来を尋ねられることが多い。父からすれば「文に志す」という意味を込めた名前で、学問の道に進んでほしいと願っていたようだ。

父は、京都大学で哲学を学び、西田幾多郎《にしだきたろう》を創始者とする「京都学派」に所属していた。しかし、京都学派は、大東亜共栄圏構想に加担したとして、太平洋戦争の敗戦によって一時没落してしまった。このため、出征していた父は、戦後帰還しても大学に戻ることができなくなり、地元の高等学校の社会科の教師となった。母も、結婚する前は長浜高等女学校で教員をしていた。

暮らしぶりはそう裕福というわけではなかったが、両親は、画集や子ども向けの文学全集などを買い与えてくれ、読書に親しんで育ったことはよく覚えている。故郷はのんびりとした土地柄で、中学校時代は美術クラブに入って、絵を描いたり、粘土をこねて塑像《そぞう》を作ったりして、地域の展覧会に出品して表彰状をもらえるくらいに美術に没頭した。当時は、絵描きか彫刻家になりたいと思っていたが、本格的に修業して芸術の道に進もうという決心はつかなかった。

科学に特別の関心があったわけではなかった。湯川秀樹《ゆかわひでき》博士が、日本人として初めてのノーベル賞（一九四九年、物理学賞）を受賞したことを知って、「日本人にも世界に引けを取らないすばらしい科学者がいるんだな」という感慨を持ったくらいだった。振り返ってみれば、これが、科学というものの存在を、私が初めて意識した瞬間だったのかもしれない。

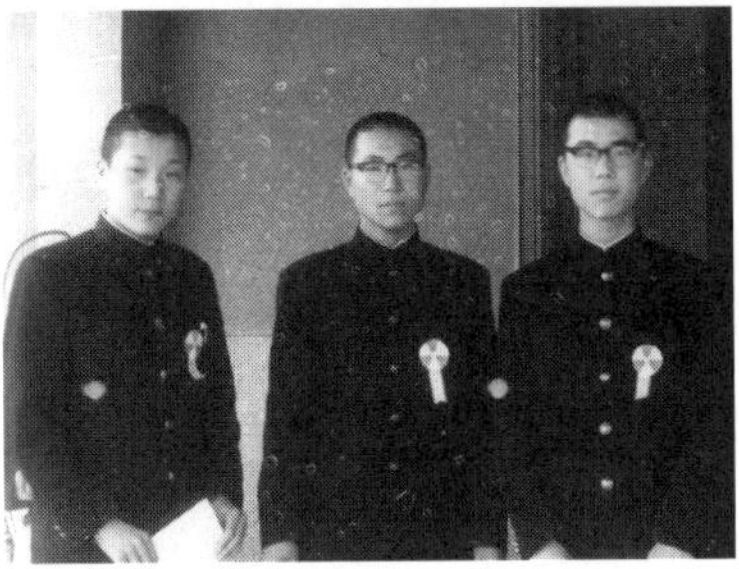
中学校の卒業式。美術クラブの活動が忙しく、あまり勉強しなかった（本人右端）

県立長浜北高等学校に入学したのは、そこで校長となっていた父から誘われたのがきっかけだ。その前身は、母がかつて勤めていた長浜高女だった。

父は自身が苦労したこともあってか、これからは理系のほうが有利だと考えていたようだが、私は、大学は文系に進みたいと思っていた。一方、母方は、江戸時代から村医

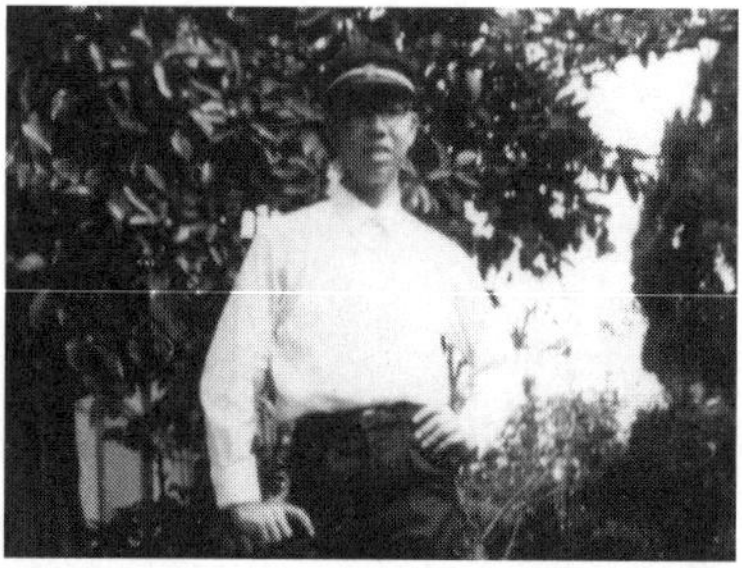

父親が校長を務めていた滋賀県立長浜北高等学校に進学した。哲学や精神医学に興味を持った

者の家系であったため、そちらの親戚やいとこには医師が多かった。そうした生き方を横目で見ながら、進路を決める頃になると、田舎で患者に尽くす道も悪くなさそうだという思いが頭をかすめた。

高校時代の愛読書は、精神科医フランクル（Viktor Emil Frankl）の『夜と霧』であった。これは、ユダヤ人である彼が、ナチス・ドイツの強制収容所に捕らわれた際の心の記録である。また、哲学者で医師であるヤスパース（Karl Theodor Jaspers）の精神病理学にもひかれていた。そこで、文系の学問と医学の折衷案として、精神医学を学んで精神科医になるのもいいかもしれないと思い、京都大学医学部を目指すことにした。

大学紛争の余波で、一九六九年は東京大学の入学試験が中止になり、その年は京大に受験者が押し寄せたこともあって不合格。一浪の末、翌一九七〇年に合格した。

入学してみると、大学紛争で教養部は閉鎖されており、しばらくは独学で語学や哲学の勉強をして過ごした。まだ秩序のない時代、しかも、目指す精神科では、大学紛争の中心問題だった医局制度や患者の人権のあり方を問い、教員だけでなく医学生も巻き込んで激しい抗争が続いていた。そんな現場で患者さんに向き合うのでは荷が重いなと、やる気をそがれる時期を悶々《もんもん》と過ごすことになる。

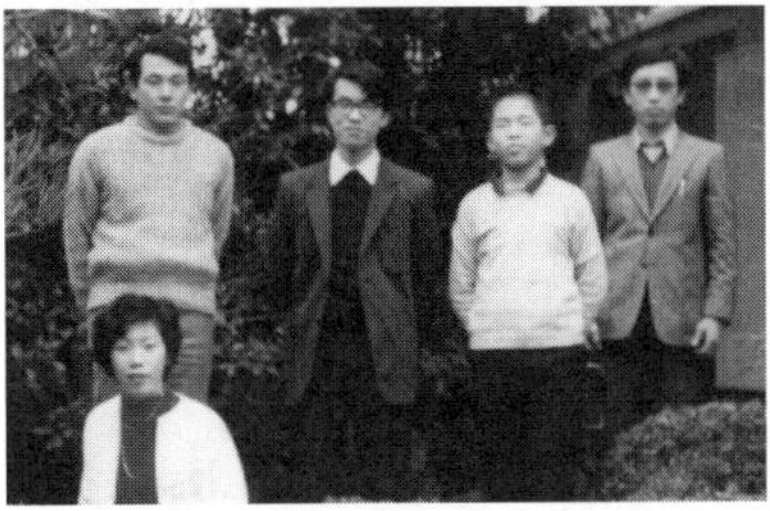
京都大学医学部時代（後列左から二人目）。一緒に写っているいとこたちは医師として活躍、基礎研究に進んだのは自分だけだった

自己免疫疾患について知ったのは、そんな混沌《こんとん》として閉塞していた頃に受けた医学部の授業だった。免疫とは外敵から自分を守るためだけのものではなく、自分を攻撃する場合もあることを知り、衝撃を受けた。

「自己」と「非自己」の区別というのは、免疫学的に重要なだけでなく、哲学的にも極めて深遠なテーマであり、若い学生にはとても魅力的に映った。「非自己を攻撃しても、自己は攻撃しない」というのは二律背反的だが、そこにはきっと巧妙なメカニズムがあるに違いないと考えた。自己免疫疾患は、自分を守る免疫系に不具合が生じて自分を攻撃するようになって起こる。自己免疫疾患をきっかけとして、一気に科学の面白さに引きずり込まれていった。

## ▼「病の理」を知りたいと病理学研究室へ

一九七六年に医学部を卒業した頃は、患者を診療する臨床医学の道に進もうか、基礎医学の研究をやってみようかと迷いはじめていた。戦後、医師国家試験の前に義務付けられていたインターン制度（診療実地修練）は、学生運動の発端である東大紛争の火種ともなった制度で、一九六八年に廃止されていた。現在のように医師国家試験合格者全員に臨床研修が課されることもなかったので、実際に人を診療するという経験はほとんどなかった。あまり社交的でない性格でもあり、いきなり臨床医になるよりは、もう少しゆっくり勉強してから、また次を考えようと、大学院に進むことにした。自分が本当に研究者に向いているかをじっくり確かめればいいと思った。

第一章でも述べた通り、病理学を専攻に選んだのは、自己免疫疾患のメカニズムを探りたいと考えたからだったが、大学院に入って一年ぐらいは、人体解剖や動物実験に明け暮れることになった。もっとも、十数体の解剖をしたぐらいでは、〝病理学をやった〟とはいえないだろう。一方で、古典的な病理学が古色蒼然《こしょくそうぜん》とした学問だと感じられ、研究者として中途半端な感じは否めなかった。初心に戻ろうと、自己免疫疾患の勉強を始めることにした。

ところが当時、自己免疫疾患の研究をしようと思っても、その手法としては、二通りくらいしかなかった。一つは、自然に自己免疫疾患を発症する実験動物を使った研究である。たとえば、

NZB×NZWと呼ばれる系統のマウスがあり、溶血性貧血（赤血球が破壊されることによって起こる貧血）や、ヒトの全身性エリテマトーデス（SLE）という病気で見られる糸球体腎炎《しきゅうたい》に似た症状を高率に自然発症する。こうしたヒトの自己免疫疾患を模したモデル動物を使って研究するのが主流の一つだった。

もう一つは、世界中で行われていた研究方法で、自己抗原を強力なアジュバント（抗原に対する免疫応答を増強する物質）とともにマウスに注射することにより、自己免疫疾患を引き起こすという実験だった。たとえば、サイログロブリン（甲状腺に特異的な自己抗原）をマウスに投与すれば、その抗原に対する特異的な抗体産生細胞が誘導され、甲状腺炎のモデル動物を実験的に作り出すことができた。

そうしたモデル動物が、本当にヒトの病気と関係しているのだろうかと疑問を感じていたころ、米国の科学誌『Science』に掲載されていた一つの論文が、偶然目にとまった。

それは、一九六九年に、愛知県がんセンター研究所の西塚泰章《にしづかやすあき》先生と坂倉照好《さかくらてるよ》先生が、驚くべき実験結果を報告した論文だった。生まれて間もない（生後二～四日の間に）雌マウスから胸腺を摘出すると、成長後に卵巣の萎縮が起こることを報告していたのだ。当時あまり注目されていなかった論文だったが、これは免疫学的に重大な発見なのではないかと私は直感した。

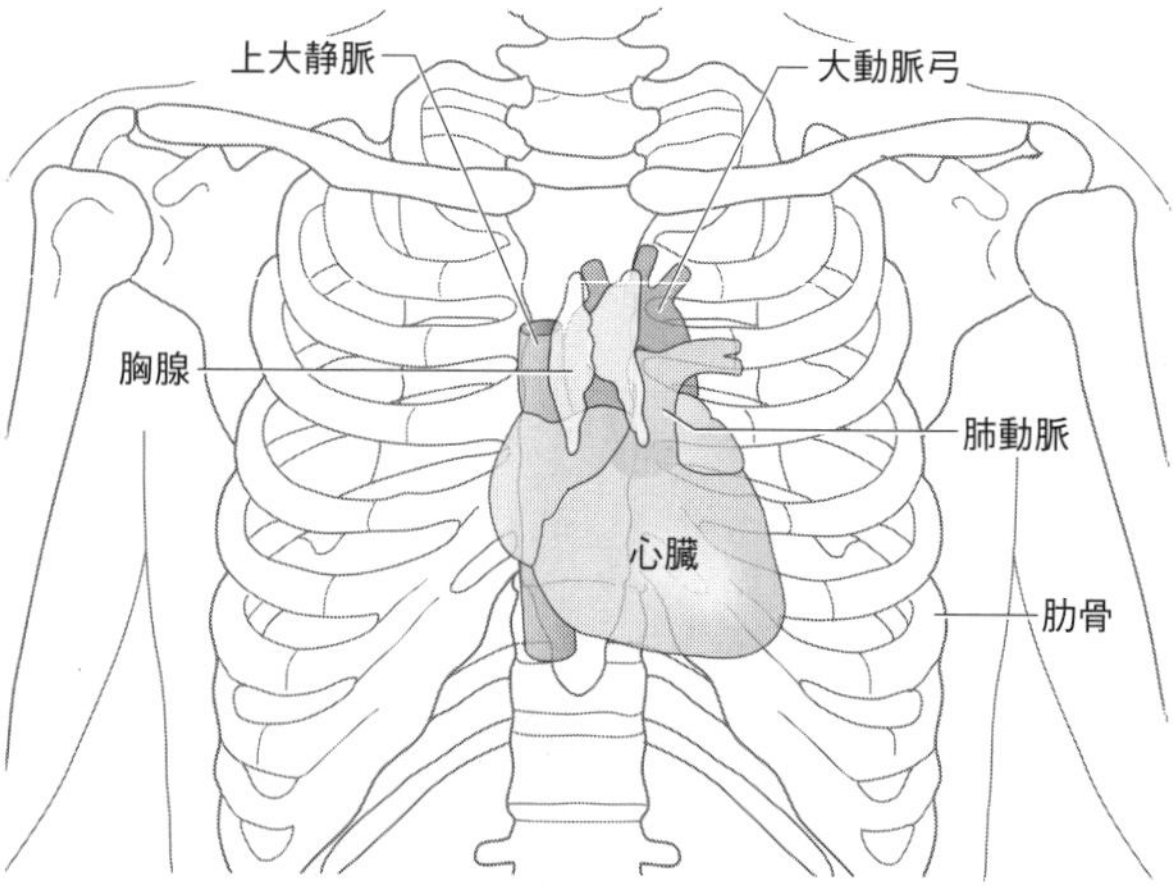

図2-1　胸腺と周辺にある臓器

## ▼謎の臓器「胸腺」

西塚先生たちが、胸腺を摘出したマウスが自己免疫疾患を発症することを示唆する論文を発表した当時、胸腺（図2－1）という臓器の働きははっきりわかっていなかった。一九六一年、英国ロンドンで研究していたオーストラリア人科学者ミラー（Jacques Francis Albert Pierre Miller）は、マウスの胸腺を除去する実験を最初に行っている。その当時、ある臓器の働きを確かめようとするには、まずそれを取り去ってみるのが早道だった。臓器を取り除くことによって、ある機能が失われれば、その臓器にどのような働きがあるのかがストレートにわかる。では、果たして胸腺はどうだったか。

ミラーは、生まれて数時間以内のマウスの胸腺を摘出した後、しばらく飼育してみた。マウスは、マウス白血病ウイルスに感染するとリンパ性白血病を起こすが、このウイルスは胸腺から全身に広がっていくことが知られている。そこで、ミラーは、ウイルスは胸腺で増殖しているのではないかと考えて、胸腺を摘出したマウスにこのウイルスを注入した。リンパ性白血病が起きるかどうかを観察したところ、白血病は発症しなかった。

ところが、胸腺摘出マウスは、出生直後から二～四ヵ月まではほとんど正常マウスと変わらなかったのに、その後は感染症に罹りやすくなり、下痢などを起こして衰弱し、免疫不全によって死んでしまった。このことから、胸腺は免疫機能にとって不可欠な臓器ではないかと推察された。そこでミラーは、胸腺摘出マウスを解剖してさまざまな組織を採取してさらに調べてみると、リンパ節や脾臓、末梢血中でもリンパ球が激減していた。リンパ球は胸腺由来のもののようだった。

また、胸腺摘出マウスに、異種の動物であるヒツジの赤血球などを注射しても抗体が作られないことがわかった。別のマウスの皮膚片を移植してみても、拒絶反応によって排除されることはなく、皮膚片の生着が認められた。つまり、胸腺を取り除いたことで、異物を排除する免疫反応が大きく損なわれていたのだ。

興味深いことに、生後しばらくして胸腺を摘出したマウスでは、移植の拒絶反応は起こりはしたが、ある程度までで抑制されていた。しかし、三週齢以降になると、胸腺摘出により拒絶反応が抑制されることはなかった。一方、リンパ球に目印（マーカー）を付けて体内を移動する様子を観察すると、胸腺から全身に移動することが確認された。

こうした一連の観察結果から、ミラーは、胸腺が、免疫反応と不可分の拒絶反応を引き起こす免疫細胞を産生し、成熟させる器官であることを発見したのだった。ミラーは一九六一年にこの成果を報告し、このリンパ球を「胸腺依存性リンパ球」と名付けた。

## ▼胸腺はホルモンを産生する臓器か？

ミラーらの研究で、胸腺が免疫系に深く関与している臓器であることはわかっていた。一方、胸腺の周囲には、内分泌腺である甲状腺や副甲状腺があって、ホルモンを分泌している。当時、胸腺もそうした内分泌腺ではないかと考えられ、一九六〇年代には、胸腺ホルモン（thymic hormone）という言葉さえあった。

西塚先生たちは、ホルモンに依存して発症するがんの一つとして、乳がんの研究をしていた。それ以前に、イスラエルのグループから、新生児期の胸腺摘出によってマウスの乳がんの発生頻度が減少するという報告がされていた。もし、何か新しいホルモンが見つかって、がんの発症原因の説明が付けられるようになれば、大発見である。胸腺ホルモンは、決して突飛な考えというわけではなく、多くの研究者が取り組んでおり、胸腺が本当に内分泌腺であるかどうかが議論の的になっていた。

西塚先生たちは、「胸腺を取り除いたマウスの卵巣が萎縮するのは、卵巣の発達を維持するのに必要な性腺ホルモンが胸腺から分泌されており、胸腺摘出によりこのホルモンが分泌されなくなったためだ」とする仮説を立てた。「卵胞ホルモン（エストロゲン）が出なくなって、乳がんの発生頻度が抑えられる」という観察事実は、胸腺からのホルモン分泌が遮断された結果として説明できる、と考えた。

しかし、胸腺ホルモン仮説では説明できない不可思議な現象も、相次いで発見された。同じ愛知県がんセンター研究所では、児島昭徳さんや田口修さんたちの研究によって、マウスの系統によっては、新生児期の胸腺摘出により、卵巣炎だけではなく、自己免疫性甲状腺炎も起こってくることが明らかにされた。この甲状腺炎は、抗サイログロブリン抗体（甲状腺内のタンパク質、サイログロブリンに対する自己抗体）の産生を伴っており、ヒトの自己免疫疾患である橋本病（慢性甲状腺炎）と免疫病理学的によく似ていることがわかった。その他、自己免疫性胃炎も発症しており、血液中の抗胃壁細胞抗体（胃壁細胞に対する自己抗体）が陽性となっているなど、自己免疫疾患と思われる症状が続々と観察されたのだ。

## ▼生後三日の胸腺摘出マウスが自己免疫疾患に

生後三日前後にマウスの胸腺を摘出すると、ヒトの自己免疫疾患と免疫病理学的によく似たいくつもの病変（卵巣炎、甲状腺炎、胃炎など）を自然に発症することが明らかになった。

この事実は尋常でなかった。免疫反応を担っているT細胞は胸腺由来であり、胸腺を取ってしまえばT細胞も作られなくなるため、免疫反応は弱まるはずだと考えられる。にもかかわらず、結果は正反対で、胸腺を摘出しただけでマウスは激しい炎症を伴う自己免疫疾患を起こしていた。免疫細胞が過剰に働いた結果、自己を異物と見なして攻撃してしまったようだった。

なぜそのようなことが起きるのか、皆目見当がつかなかった。それまでの免疫学の常識では説明がつかないメカニズムが働いていることは確かで、とにかく新鮮な現象に興味をそそられた。ヒトの自己免疫疾患の謎を解く鍵は、胸腺にあるに違いない。この現象の裏側を探っていけば、何らかの生命の普遍的メカニズムに行き着けるはずだと私は確信した。

当時、免疫現象を考える際には、オーストラリアのウイルス学者バーネット（Frank Macfarlane Burnet）が提唱した「クローン選択説」が基本概念となっていた（121ページのコラム参照）。

これは、高等生物には、一種類ずつの抗体を産生するリンパ球があらかじめ多数用意されており、病原菌などの抗原が侵入すると、それと対応する抗体分子を受容体として持つリンパ球（B

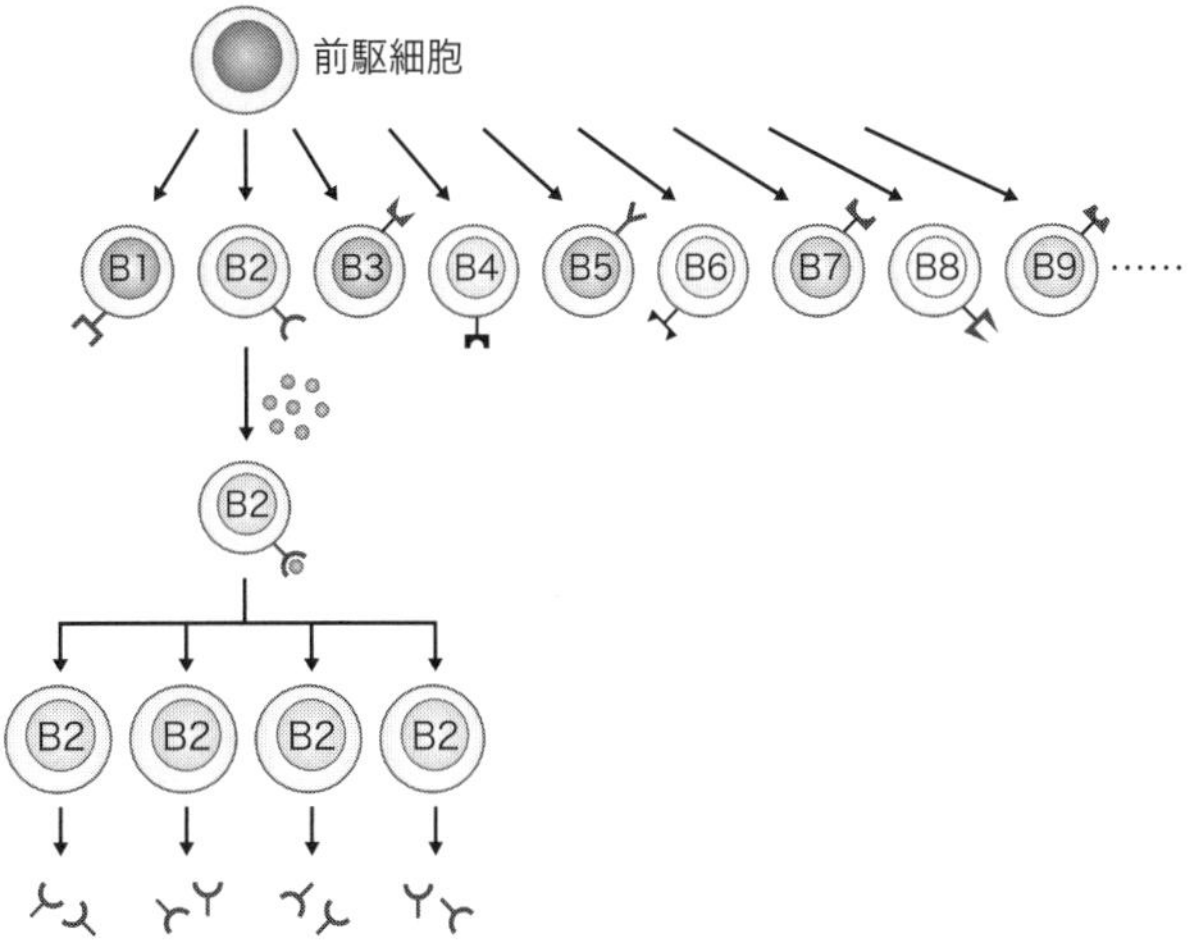


**図2-2　バーネットが提唱したクローン選択説**

バーネットが提唱した「クローン選択説」では、骨髄細胞から前駆細胞を経て、免疫細胞（B細胞）が作られる過程において、無数の抗原に特異的に反応する細胞へと分化する。抗原が入ってくると、細胞表面の受容体を介してその抗原に適合したクローンが選ばれ、急激に増殖して形質細胞（抗体産生細胞）へと成熟する

細胞）が選択され、それが増殖して同種のリンパ球の集団（クローン）が作られるという説である。

クローン選択説が登場する前の免疫学では、一つの抗体産生細胞が多種類の抗体を産生できる能力を持っていて、抗原が入ってくるとそれが鋳型となって、抗体が決定されて、複製されるという「鋳型説」が有力だった。

これに対して、クローン選択説では、我々の体内で骨髄細胞（造血幹細胞）が分化して免疫細胞が作られる過程において、外界の作用とは無関係に、無数の抗原に特異的に反応する細胞（抗体産生細胞）がランダムに作られると考える（図2－2）。前述したように、一つの細胞は特定の抗原に特異的な一種類の抗体だけを作るため、その抗体を作る細胞の一群はクローンになる。さまざまな異なる特異性を持った受容体によって特徴付けられたリンパ球のコレクションは、レパトア（レパートリー）と呼ばれている。そのような「作業」が、B細胞については骨髄、T細胞については胸腺で行われる。

さて、外来の抗原が侵入してくると、B細胞の中からその抗原に適合した特異的なクローンが選ばれて、どんどん増殖し、抗体を産生できるように成熟していく。一方、リンパ球のクローンが産生される過程で、自己の成分を異物と認識して反応するようなクローンの増殖は禁じられ、破壊され排除されていく。さらに、一部のリンパ球は、抗体産生細胞に分化しないまま残り、免疫記憶細胞として、次の同じ抗原刺激に速やかに応答できるよう備えるようになる。

自己免疫疾患のメカニズムを考えるに際して、バーネットは「胸腺では、自己の成分に反応するようなクローン（増殖禁止クローン）が排除される」という概念を提唱しており、それは私にはとても魅力的に映った。胸腺摘出によって、そうした排除がなされなくなると、自己免疫疾患が生じるというわけだ。

しかし、「クローン選択説」だけでは、なぜ新生児期の胸腺摘出が自己免疫疾患を起こすのかを説明するには不十分だと思えた。胸腺摘出によって、胸腺で作られる細胞（T細胞）の何かが影響を受けると考えたほうが妥当だと考えられたし、何より面白いではないか。

マウスだけでなくヒトの自己免疫疾患も説明したい、マウスの胸腺摘出モデルという特殊な例から始めて、より一般的な自己免疫疾患の発症メカニズムを解き明かすような研究をしたいと、強く願うようになった。

自己免疫の謎に魅せられたことで、私は西塚先生の研究室の門を叩《たた》いた。結局、大学院は一年半で中退して、一九七七年に愛知県がんセンター研究所実験病理部門の研究生となった。

一九六〇年代には、免疫細胞の分類はまだはっきり確立していなかった。しかし、一九七〇年代に入ると、T細胞、B細胞といった、リンパ球を区別する概念が確立してきて、分子レベルで仮説が検証できるような時代になっていた。

## ▼T細胞に何らかの変化が起きている？

多くの研究者が西塚先生の研究成果に刺激を受けていた。その後、マウスの新生児期胸腺摘出による卵巣炎の研究は、米国バージニア大学の研究者タング（Kenneth Tung）によって活発に展開されていた。また、自己免疫性胃炎の研究は、京都大学の増田徹さん、清水章さん、オーストラリア・モナシュ大学のトー（Ban-Hock Toh）らが進めていた。

マウスでは、こうした自己免疫疾患の原因となる抗原（自己抗原）※章末注1が同定され、ヒトの病気と



※は章末に註があることを示す。以下同様

免疫病理学的に酷似している病態も確認されていた。しかし、いかに病変がヒトの自己免疫疾患と似ているといっても、マウスで起きていることがヒトでも起きていると断定することはできない。自己免疫疾患を発症している患者の胸腺が消失しているわけではなかったし、マウスで行ったような胸腺を摘出する人体実験もできない以上、胸腺と自己免疫疾患の関係性は仮説の域を出ないものだった。

とはいえ、マウス新生児期の胸腺摘出によって起こる免疫異常と、ヒト自己免疫疾患の発症につながる免疫異常との間には、共通項があると想定するのは自然だった。そして、それは、恐らくT細胞系に起こる変化だろうと考えられた。なぜならば、胸腺が失われたことにより、胸腺に由来する何らかのT細胞が作られなくなった可能性があったからだ。

## ▼手作業でデータを集める

一九七七年に愛知県がんセンターの研究生となった私は、早速マウスの胸腺摘出の実験に取り組んだ。実は、ここでの研究を志願したのには、もう一つ動機があった。名古屋大学出身の高橋《たかはし》利忠《としただ》先生（後に愛知県がんセンター総長）が二度目の米国留学から帰国して、西塚先生の下に着任したばかりだったのだ。高橋先生の留学先であるニューヨークのメモリアル・スローン＝ケタリングがんセンターは、世界で最も長い歴史を持つ、がん専門医療機関で、がんの診療・研究では世界最高峰とされる。髙橋先生は、そこで一〇年近くヒトの腫瘍細胞が産生する抗原について研究され、免疫学の最先端の研究手法を熟知されており、直接、指導を受けたかった。

当時の免疫学の最先端のトピックの一つが、リンパ球を分類することだった。免疫系の応答は、「自然免疫」と「獲得免疫」に大別される。生来備わっている「自然免疫」では、異物を貪食するマクロファージなどの細胞が中心になって働いている。一方、「獲得免疫」は、異物（非自己）を認識して抗原特異的に応答するもので、T細胞やB細胞などのリンパ球が中心となっている。

「獲得免疫」には、さらに「細胞性免疫」と「液性免疫」がある。「細胞性免疫」は、主にT細胞が担う局所的な免疫な反応だ。1型ヘルパーT細胞が抗原を認識すると、細胞傷害性T細胞（キラーT細胞）が活性化されて、病原体（異物）に感染した異常細胞を攻撃する。一方の「液性免疫」では、B細胞が攻撃の主役となる。2型ヘルパーT細胞がサイトカインを産生すると、B細胞が形質細胞（抗体産生細胞）へと分化して、B細胞から産生された大量の抗体が体液を介して全身に広がる。

このようにT細胞は「獲得免疫」の司令塔を担っており、その機能の解明とその分類は極めて重要なテーマであった。

リンパ球とはそもそも白血球の一種であり、T細胞、B細胞、ナチュラルキラー（NK）細胞などを含めた総称である。免疫学の教科書などでは、T細胞とB細胞は全く別物のように模式的に描かれることが多いが、実際には形態上はほぼ同じで、通常の染色法では区別することができない。

しかし外形が同じでも、機能の異なる細胞種が存在しており、生物学的、物理化学的には異なった性状を持つ。たとえば、同じT細胞であっても、ヘルパーT細胞、細胞傷害性T細胞（キラーT細胞）、制御性T細胞など多数の種類が存在する。当時はまだ遺伝子解析技術がないため、顕微鏡下では同一に見えるT細胞を異なる性状を持つグループに分類するのは、試行錯誤の連続で気の遠くなるような作業を強いられた。

T細胞およびB細胞の名称は、それらの細胞が生まれ育った背景に由来したものだ。リンパ球を産生する臓器は、一次リンパ組織と呼ばれ、胸腺（Thymus）と骨髄（Bone marrow）を指す（**図2-3**）。実のところ、すべてのリンパ球は骨髄に起源を持っていて、造血幹細胞という原始的な骨髄細胞から、何段階もの分化を経て作られている。そのうち、T細胞（Tリンパ球）は、胸腺由来細胞（Thymus-derived cell）の略称である。これに対して、B細胞（Bリンパ球）とは、骨髄由来細胞（Bone marrow-derived cell）である。

ただし、胸腺由来細胞といっても、そもそもすべてのリンパ球が骨髄に由来することを考えれば、T細胞という呼び名は必ずしも適当でないといえるかもしれない。なお、鳥類では、大腸の

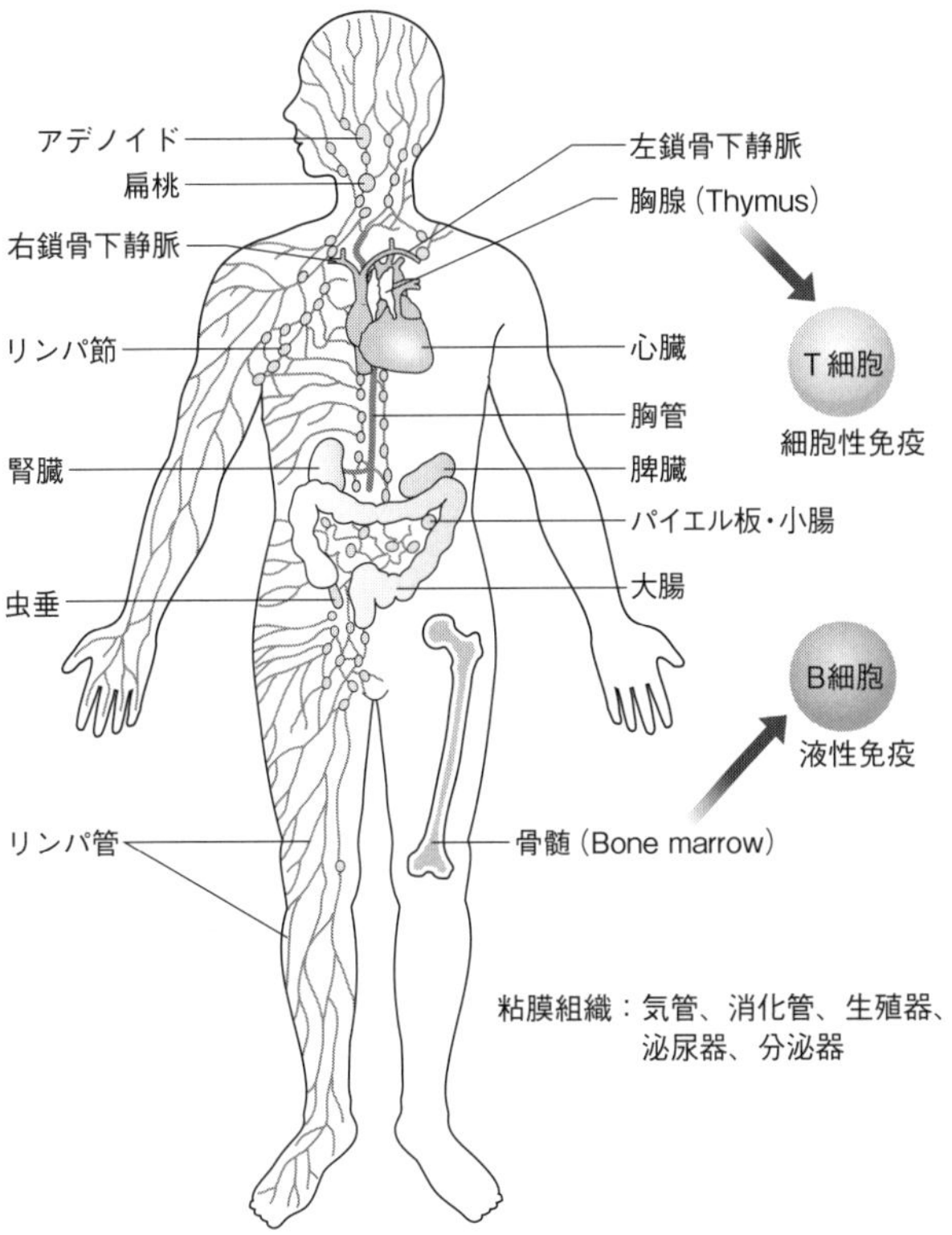


図2-3　免疫に関わる臓器と細胞

後部にファブリキウス嚢《のう》(bursa of Fabricius)という特別な器官があって、そこで分化する細胞は、哺乳類のB細胞(骨髄由来細胞)とほぼ同じであることがわかっている。

さて、前述したように、T細胞、B細胞、NK細胞など役割に違いはあっても、リンパ球は形の上では区別しにくい。しかし、その細胞表面には、それぞれの細胞を特徴付ける目印(分子マーカー)があるはずで、そういうものを探していけば、それぞれを分離したり分析したりできると考えられていた。

私は、マウス新生児の胸腺摘出によって、なぜ自己免疫疾患が誘導されるのかを解明するため、そこに関与するT細胞の存在を突き止める実験を試みることにした。しかし、言うは易く行うは難しで、T細胞の機能的な分類は容易ではなかった。一九八〇年代に入り、モノクローナル抗体によって免疫細胞を分類整理する方法が確立されると、T細胞の研究は飛躍的に進歩することになるが、私が実験を始めた頃は、まだこの手法は一般的ではなかった(モノクローナル抗体についでは第三章で説明する)。

そこで、当時、T細胞を機能ごとの亜集団(サブセット、全体の中の一部分の意)に分類するためのマーカーとして、見出されて間もないマウスのリンパ球同種抗原を用いて解析を行うことにした。同種抗原とは、同種の動物(ここではマウス)の個体間で抗原性を示す物質である。実験では、マウスのリンパ球表面に特異的に現れるLy抗原[※章末注2]を用いた。

具体的な実験は、以下のような手順で行われた。

まず、マウスに、別系統のマウスのリンパ球（T細胞）のうち、あるLy抗原を細胞表面に発現しているリンパ球を投与して、抗原特異的な抗体を産生させる。その抗体を用いて、今度はリンパ球全体からそのLy抗原を持つリンパ球を取り除き、リンパ球の機能に変化が出るかどうかを調べていくのだ。

この実験では、米国留学中にLy抗原を用いたT細胞の分類手法を取得した髙橋先生から、いろいろと手ほどきを受けることができ、研究を進める大きな力となった。

実験は非常に手間がかかるものだった。あるLy抗原をマウスに注射して、血液中に抗体を産生させる。そのマウスの尻尾を切って血液を集めた後、止血するというプロセスを一週間おきに繰り返す。そして採取した血液から血球を分離して、上澄みだけの抗血清をトータルで一㎖ほどになるまで貯める。この抗血清は、投与したLy抗原に反応する非常に多くの種類の抗体の混合物（ポリクローナル抗体）となっている。

リンパ球とこの抗血清を混合して、そのLy抗原との抗原抗体反応を起こさせた後、さらに補体（抗体が異物を捕らえた後の働きを補うタンパク質）が含まれるウサギの血清を入れる。そのLy抗原と抗体が反応して複合体ができている場合には、活性化された補体と連鎖的な結合を起こし、そのLy抗原分子を発現するリンパ球の細胞膜は破壊される。このようにして死滅したリンパ球を取り除いていくのだ。

抗血清を加えた後にリンパ球を分類するには、タンパク質と結合するトリパンブルーという色素を用いる。死んだリンパ球では、色素が細胞膜を透過して細胞質が青く染まるので、細胞の生死が判定できる。

ひたすらデータを収集する日々が続いた。顕微鏡で見ながら、生き残ったリンパ球と死んだリンパ球を判定し、右手に持ったカウンターをカチカチと押して数えていった。現代であれば、フローサイトメーターという、染色したサンプルから総細胞数や生細胞数を自動的に計測する装置を用いることもできるが、当時は地道な手作業が必要だった。

次に、そのようにして、ある抗原を持つ亜集団だけを除いたリンパ球を、胸腺摘出後のマウスの腹腔に注入してみて、卵巣炎が起きるかどうかを調べる。ある亜集団を除くと病気が発症し、別の亜集団を除いた場合には病気の発症が抑えられるという実験を積み重ねて、卵巣炎の発症の有無により、リンパ球を細かい亜集団に分類していくことができた。

## ▼胸腺細胞の移植で卵巣炎の発症予防

西塚先生たちの研究の通り、生後二〜四日の雌マウスから胸腺を摘出すると、その個体は卵巣炎を含むさまざまな臓器特異的な自己免疫疾患を発症した。

興味深いことに、この病変は、細胞を介して別のマウスに移すことができた。胸腺摘出マウスの卵巣炎の症状が最も激しい生後二、三ヵ月の時期に、脾臓から細胞を採取して、それを同じ系統の幼若期（生後一週間以内）のマウスの腹腔に注入する。すると一週間後には、注入されたマウスの卵巣にもリンパ球が激しく浸潤して、卵細胞が破壊され消失してしまった。この実験によって、胸腺摘出マウスの細胞から、卵巣に障害を起こすように働くT細胞の亜集団を分離し、その表面形質を突き止めることに成功した。※章末注3

一方、正常な成体雌マウスの末梢組織（脾臓）のT細胞、または胸腺のT細胞を注入することで、その病変の発症を防止できることがわかった（ヒトの場合、他人の細胞を注入すると拒絶反応が起きるが、実験用マウスの場合、同系統であれば遺伝的に同一な個体であるため、拒絶反応が起きない）。これとは対照的に、出生直後に胸腺摘出を受けたマウスの脾臓やリンパ節の細胞を注入しても、発症は防止できなかった。

以上のことから、正常な雌マウスに備わっている何らかの機能を持つT細胞が、卵巣を破壊するほどの激しい自己免疫疾患を鎮静させたことは明らかだった。

## ▼自己免疫疾患を抑えるT細胞がある

これら一連の実験結果から得られた結論は、以下の通りだ。

胸腺摘出後の自己免疫性卵巣炎は、胸腺が失われたことで、自己免疫疾患を抑えるようなT細胞の亜集団も除かれてしまい、残ったT細胞が卵巣抗原を攻撃するようになって発症してくる。しかし、胸腺を摘出したマウスでも、免疫を抑制するT細胞の亜集団を外部から補えば炎症が起こらなくなる。ただし、このT細胞は正常な成体マウスのものでなければならない。

実験では、T細胞を亜集団に分ける際に用いた抗体を使って、末梢組織で炎症を阻止しているT細胞も選り分けることができた。これにより、正常マウスでは、胸腺で作られた免疫を抑制するリンパ球が末梢組織にも居続けて、炎症が起こるのを抑えているのだろうと確信できた。

次の仕事としては、自己免疫を抑え込むように働くT細胞の存在をより明快な形で確認することだ。このために、胸腺を丸ごとそっくり取り除くのではなく、もっと直接的に、成体になったマウスから目指すT細胞亜集団だけを除いて同じようなことが起きるかどうかを試してみることにした。なぜ、自己免疫疾患が発症するのかを解明したい。私は既に謎解きの面白さの虜《とりこ》になっていた。

※1　マウスの自己免疫性胃炎の標的抗原は、[$H^+/K^+$-ATPase] で、ヒトの胃壁細胞に存在するプロトンポンプ（水素イオンの能動輸送を担うタンパク質）と同じものだ。ヒトの自己免疫性胃炎もま

た、［$H^+/K^+$-ATPase］に対して自己抗体が産生されたために起こっていることが知られていた。

※２　リンパ球のうちＴ細胞だけに選択的に発現するＬｙ抗原系としてＬｙｔがあり、［Lyt-1］（ＣＤ分類でＣＤ５）、［Lyt-2］（ＣＤ８ａ）、［Lyt-3］（ＣＤ８ｂ）の三つが知られていた（小文字のｔはＴ細胞を意味している）。ＣＤ分類については、第三章にて説明する。

※３　具体的には、［$Thy\text{-}1^+$］、［$Lyt\text{-}1^+2^-3^-$］（現在のＣＤ４陽性Ｔ細胞に相当する）。

# 自己を攻撃する免疫系

二〇世紀初頭、外敵を攻撃する免疫系が、自分を攻撃してしまうことはないのだろうかと考えて、「自己免疫」という現象を想定したのは、ドイツの生化学者、エールリヒ（Paul Ehrlich）であった。

当時、免疫系において、病原体の抗原の刺激を受けて、免疫細胞（今のB細胞）が抗原に対する抗体を作り出し、この抗体が病原体を無力化する働きを持つことまでは突き止められていた。一方、自己を攻撃する「自己免疫」現象があるならば、自分自身の体の成分を抗原とする「自己抗体」が産生されてもおかしくない。エールリヒは、それを確かめるため、次のような実験を行った。

まずヒツジに、別のヒツジから採取した血液を注射した。すると抗血清（抗体を含む血清）ができて、そのヒツジは赤血球の膜が破壊される溶血反応を起こしてしまった。しかし、自分の血液の場合には、何度注射されても溶血が生じることはなかった。つまり、同種の動物であっても個体が異なれば抗体は作られるが、自分に対する自己抗体は産生されなかったのだ。そこで、「免疫系が自分自身の成分を攻撃することはない」と結論付けられた。

この実験結果から、一九〇一年にエールリヒは、「自己破壊の忌避（Horror autotoxicus）」という概念を作り出した。進化の過程において、自己を攻撃するような自滅機構が遺伝子に組み込まれるような誤りが生じるとは、考えられなかった。生体を守るべき免疫系が自己に反応して身体を傷害するようなことは起こり得ないという信念を表明したのだった。

この説は、その後長らくの間、「自己組織を破壊するような免疫応答は、本来的に忌避されなくてはならない」という意味に受け止められていた。

しかし、当時エールリヒが書いた論文をよく読むと、彼の意図はそうではなかった。彼は、「自己免疫は生物学的に起こり得るが、正常な状態では、何らかの形で抑制される装置がある」と考えていたようなのだ。つまり、自己免疫反応を回避するシステムの存在を提唱していたことになる。逆にいえば、何らかの病的な免疫状態にある生体においては、自己抗体が作られる可能性を示唆していた。後に自分の体の構成成分を抗原とする自己抗体が発見されると、それまで謎とされてきた多くの疾患は、まさに自己免疫が原因であることが徐々に明らかになった。エールリヒは大いに先見の明があったといえるだろう。

一九〇四年、オーストリアの医師ドナート（Julius Donath）と病理学者ラントシュタイナー（Karl Landsteiner、一九三〇年、血液型の発見によりノーベル生理学・医学賞）は、発作性寒冷ヘモグロビン尿症が抗赤血球自己抗体によって起きることを証明して報告した。これは、自己免疫反応による自己組織傷害の最初の明確な例となった。

しかし、エールリヒの「自己免疫忌避説」は、「免疫は自分に対しては反応しないものだ」というように誤解されていた。当時の医学界では、異物排除を中心概念とする感染免疫学が隆盛であり、「自己免疫疾患」の医学的・免疫学的な重要性は認識されにくかったようだ。その後一九四〇年代になるまで、免疫系による自己・非自己の認識・識別機構や、自己に対する免疫非応答性の理解はさしたる進歩がなかった。

## 側鎖説

エールリヒは、私設の血清研究所で、ベーリングと共にジフテリアの研究を行っていた。ベーリングが行っていたジフテリア免疫の研究を見ていて、抗体が産生されるメカニズムについて研究（実験）を進める中で、最初の抗体産生理論となる「側鎖説」という仮説を提唱することになる。

この説によれば、一つの免疫細胞（白血球）の表面には、既知の抗原のすべてに反応する受け皿、すなわち受容体（レセプター）が鎖のように連なっていて（側鎖）、抗原と出会う前から待機しており、外来の抗原に出会うと、それに対応した抗原特異的な受容体と結合する。すると、それが刺激となって同じ受容体のクローンがどんどん産生されて、抗原細胞を破壊すると共に、過剰となった側鎖は血中に放出されるというものだ。エールリヒは、この受容体こそが「抗体」であると考え、「Corpora non agunt nisi fixata（結合なくして反応なし）」という名言を残し、抗原と受容体との間には「鍵と鍵穴」のような対応関係があると説いた。

もっとも、彼が、抗原として念頭に置いていたのは、その当時扱っていたジフテリアのような細菌毒素で、自然界に存在する既知の抗原だけを想定していた。しかし、一九一七年になって、ラントシュタイナーが、有機化合物などの人工的な抗原に対しても抗体が産生されることを明らかにした。すると、無数の自然抗原や人工抗原のすべてに対応して、無限の特異性を持つ受容体を準備することは不可能だとして、「側鎖説」は否定されることになった。

さらにラントシュタイナーは、抗体が認識するのは、タンパク質のような巨大分子全体ではなく、小さな部分（抗原決定基）であることを突き止め、そうした概念を提唱した。抗原決定基は今日では、エピトープと呼ばれている。大きな抗原には異なるエピトープが複数あって（74ページ）、それぞれに結合する抗体の可変部（抗原結合部位）も違うため、複数の抗体が結合することになる。

エールリヒの「側鎖説」は結局は誤りだったが、二〇世紀半ばのバーネットの「クローン選択説」へとつながっていくことになる。これについては、後述したい。

優れた洞察力を示したエールリヒが、現代免疫学の基礎の確立に貢献したことは間違いない。一九〇八年、自然免疫における白血球の食菌作用を研究したメチニコフ（Ilya Ilyich Mechnikov）と共に、エールリヒにもノーベル生理学・医学賞が送られた。このときメチニコフは、異物などを取り込んで消化する機能を持つ食細胞が「自己」「非自己」を識別しているというアイディアに既にたどりついていた、といわれている。

その後、エールリヒは、ドイツに留学した細菌学者の秦《はた》佐八郎《さはちろう》と共に、梅毒の特効薬となるサルバルサンを開発するという輝かしい業績を残した。エールリヒは、病原体を狙い撃ちする化学療法を「魔法の弾丸（Magic Bullet）」と名付けた。化学療法の創始者として、キュリー夫人（Maria Sklodowska-Curie）に続き二度目のノーベル賞も期待されたが、第一次世界大戦の最中の一九一五年に急死した。

### 鋳型説

抗体産生のメカニズムについては、一九三〇年になって、「側鎖説」に替わり、ホロヴィッツ（Felix Haurowitz）が「鋳型説（指令説）」を唱えはじめた。彼は、免疫細胞は多種多様な抗体を産生する潜在能力を持っていて、抗体を作る細胞内に取り込まれた抗原分子が鋳型になって指令を出し、「鍵と鍵穴」の関係のように、抗原と反応するようなタンパク質（抗体）が作られていると考えた。

その後、抗体は免疫グロブリンというタンパク質であることが解明される。そして一九四二年、ホロヴィッツとポーリング（Linus Carl Pauling、一九五四年、化学結合と分子の構造研究によりノーベル化学賞受賞）は、細胞内に抗原が取り込まれると、抗原決定基（抗原に特異的な反応部位）

に応じてそれと相補的な三次元の結合部位ができ、抗体が合成されると提唱した。

　これに対して、イェルネ（Niels Kaj Jerne）は一九五五年、エールリヒの「側鎖説」を参考にして、「自然選択説」を提唱した。この説に基づけば、血清中には微量ながら、あらゆる抗原と反応できるような抗体が胎生期から存在していることになる。どのような抗原でもそれに最適な抗体が選択されて結合し、これが免疫反応のきっかけとなって抗体産生細胞が刺激され、その抗体がどんどんと産生されるというわけだ。ここでは、人工抗原を含めて、どのような抗原が侵入してきても必ず抗体ができると考えられた。当時、「自己抗体」（自分の体の成分に対して産生される抗体）の存在が知られるようになっていた。しかし、「自然選択説」では、自己抗体の産生メカニズムをうまく説明することはできなかった。

　一九五九年、この「自然選択説」に基づいて、バーネットが提唱したのが「クローン選択説」である。これは、抗原が侵入すると、それと対応する抗体分子を受容体として持つリンパ球（今のB細胞）が選択され、それが増殖して抗体を作るという説であり、自己抗体の説明も付けられる。第四章で後述する「正の選択」「負の選択」は、この「クローン選択説」の一部であり、今日では、正しいことが証明されている。クローン選択説については、第四章の章末コラムにて解説しているので、あわせてお読みいただきたい。

# 第三章
# 制御性T細胞の目印を追い求めて

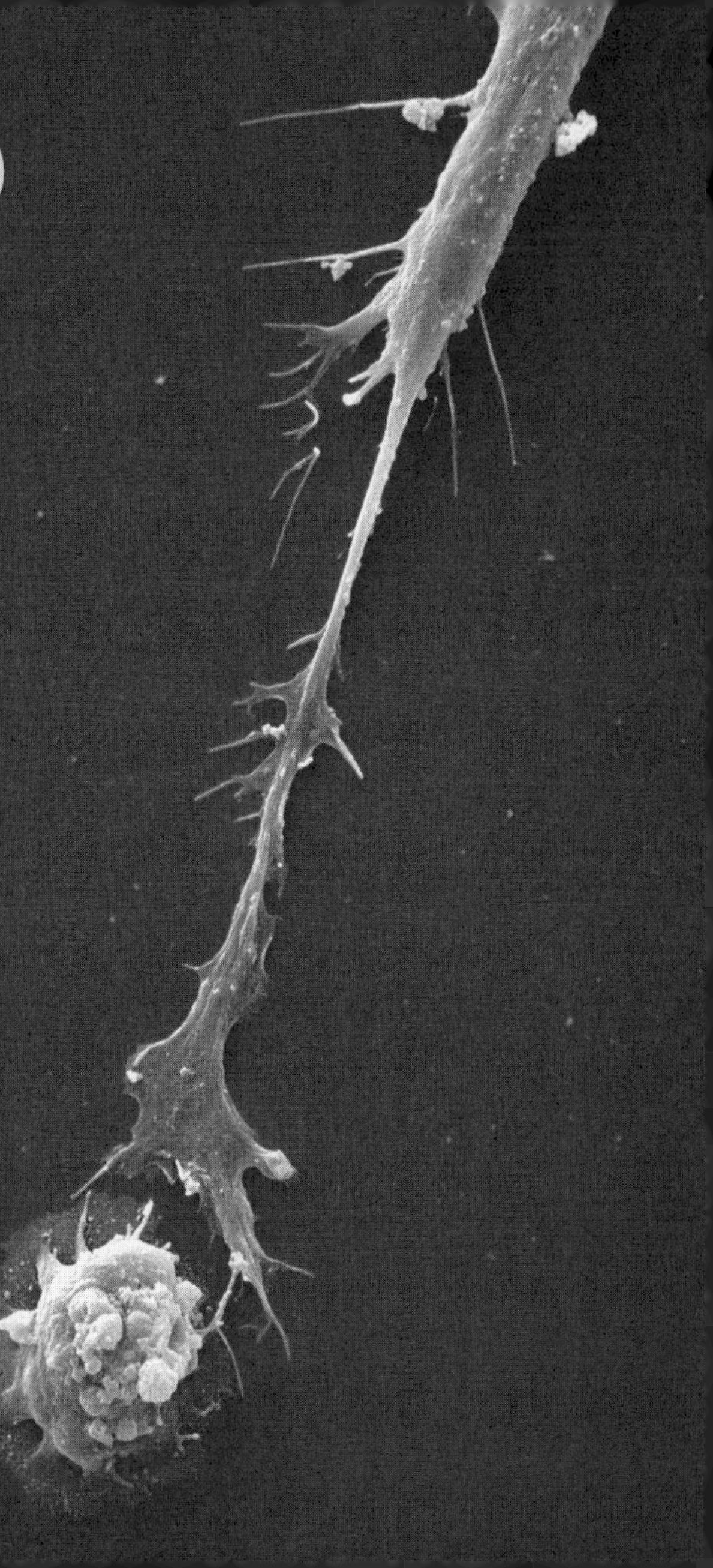

## ▼最初のマーカーとしてCD5を発見

マウスの胸腺を摘出すると、ヒトの自己免疫疾患に酷似したさまざまな興味深い現象が起きる。そのメカニズムを解析して得られた成果を基に博士号を得るため、愛知県がんセンターに三年余り在籍した後、一九八〇年に京都大学に戻った。飛び出していった病理学教室には今さら戻れないので、新設の免疫研究施設に所属し、医学部附属病院の輸血部の医員となった。

京大では一九七四年から、免疫学の泰斗《たいと》である石坂公成《いしざかきみしげ》先生を免疫研究施設の教授に迎え入れていた。石坂先生は六六年、アレルギー反応に関与する物質として免疫グロブリンE（IgE）を発見しており、この功績はノーベル賞級とされていた。しかし、米国ジョンズ・ホプキンス（Johns Hopkins）大学の教授を兼務していたため、結局帰国することがないままで、助教授の増田徹さんが研究室を率いていた。

愛知県がんセンター時代に取り組んでいた胸腺摘出マウスをテーマとした研究を京大でも行うのはちょっと気が引けるので、胸腺からは離れることにした。しかし、自己免疫を調整する細胞を探すという路線で行けば、それなりに面白いことが見つかるのではないかと私は確信していた。

「免疫の自己寛容は、免疫反応を抑制するT細胞の亜集団（サブセット）のバランスによって維持されている」という仮説を直接的に証明しようとするならば、方法はたった一つしかなかった。まず、正常な動物の体内で、自己に対する免疫反応をコントロールするようなT細胞の亜集団を同定する。次に、それを直接除去することによって、果たして自己免疫疾患が自然発症するか否かを検証するのだ。

手がかりになるのは、リンパ球（T細胞）の表面に発現している分子である。直径七〜一二㎛のリンパ球の表面には、タンパク質でできたさまざまな生体分子が突き出ている。この細胞表面分子の種類によって、それぞれのT細胞は機能的に異なっていることがわかっていた。免疫反応を抑制するT細胞の表面に特異的に発現している分子を特定できれば、これを拠《よ》り所として自己免疫を調整するT細胞を発見できる。

一九七五年にモノクローナル抗体という画期的な技術が発明され、細胞表面分子の特定に威力を発揮する方法として、研究現場でも徐々に普及しはじめていた。少し専門的になるが、免疫学や創薬研究に革新をもたらした重要な技術なので簡単に説明しておきたい。

モノクローナル抗体を作製する方法を発明したのは、ドイツのケーラー（Georges Jean Franz Köhler）と英国のミルスタイン（César Milstein）である。彼らはこの業績により「自然選択説」（69ページ）の提唱者でもあったデンマークのイェルネと共に一九八四年にノーベル生理学・医学賞を受賞した。

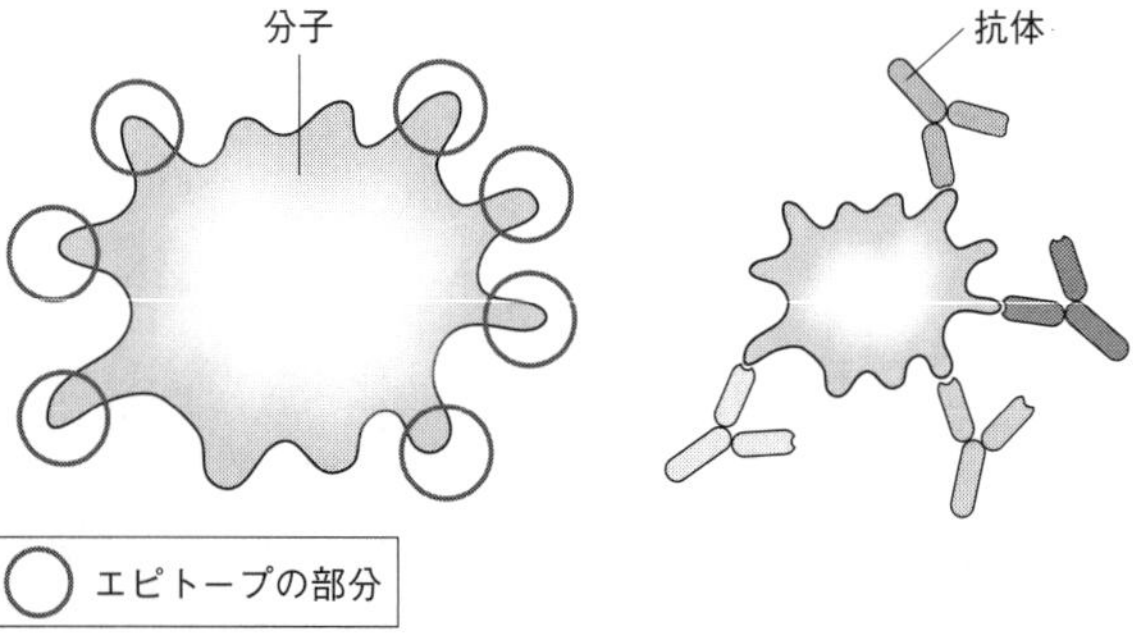


『もっとよくわかる！ 免疫学』（河本宏 著）より転載に際し改変

**図3-1 エピトープ**

抗原となるタンパク質は多数の抗原決定基（エピトープ）を持っている。エピトープには、さまざまな抗体が反応するが、モノクローナル抗体とは、1種類のエピトープのみに反応するクローンの集合体。図の4種類の抗体のうちの、1種類のみを集めたクローン集団がモノクローナル抗体となる。これに対して異なるエピトープに反応する複数の抗体が混合した抗体をポリクローナル抗体と呼ぶ

B細胞が作り出す抗体は、抗原のすべてを認識するのではなく、抗原決定基（エピトープ）と呼ばれる一部分だけを認識する（図3－1）。抗原となるタンパク質は多数のエピトープを持っているが、一つのB細胞は単一の抗体しか産生せず、一種類の抗体は一種類のエピトープだけにしか反応しない。このように特定の一種類の抗原に対してB細胞が作った単一の抗体のコピー、つまりクローンのことを、モノクローナル抗体と呼ぶ。モノは「単一」、クローナルは「混じりけのないクローン集団」を示す。

実は、抗体を産生するB細胞は脾臓に多く存在しているが、脾臓からB細胞を採ってきても、さまざまなエピトープを

認識するB細胞（抗体産生細胞）が混在した状態である（ポリクローナル抗体）。ここから目的の抗体を作り出すB細胞を探すだけで、膨大な時間がかかってしまう。しかも、単一のB細胞だけを培養しようにも、B細胞の寿命は一週間程度しかない。

そこで、ケーラーらは、無限に増え続ける特殊な能力を持ったミエローマ細胞とB細胞を融合させた細胞（ハイブリドーマ）を作る技術を開発した。ミエローマ細胞は、骨髄由来のがん細胞の一種である。これにより、B細胞の寿命に関わりなく、モノクローナル抗体を無限に合成できるようになった。モノクローナル抗体は、抗原の特定のエピトープに反応する抗原特異性が高いので、この技術により、特定のタンパク質をターゲットにする実験や定量的な分析に使用できるようになった。その後、二〇世紀末になると、遺伝子組み換え技術等を応用して、疾患関連分子に特異的に結合するモノクローナル抗体を人工的に作製して、それを抗体医薬品とすることも可能になった。

さて、モノクローナル抗体を作製する技術が普及し、研究者たちがこぞって使うようになると、それぞれのモノクローナル抗体と反応する特徴のあるリンパ球の細胞表面のタンパク質分子（抗原）が相次いで発見された。代表的なのがCD4という細胞表面分子が発現したCD4陽性T細胞（CD4+T細胞と表すこともある。+は陽性を意味する。ちなみに−は陰性を意味する）である。このCD4陽性T細胞は、病原体を攻撃するB細胞を選択的に活性化し、抗体を作らせる機能を持つことから、ヘルパーT細胞と呼ばれる。

機能に注目して命名された「ヘルパーT細胞」は、細胞表面分子に注目すると「CD4陽性T細胞」となる。研究の現場では、細胞表面分子のような明快な指標がないと、実際に取り扱っているT細胞がわからなくなるため、分子マーカーに基づく分類は有用になってくる。

たとえば、「勉強ができる子どもたちを探してきて」と言われても、曖昧で何を基準にしていいのかわからない。しかし、「ある模擬試験の数学で偏差値七〇以上を取った受験生を探してきてほしい」という要求であれば対応できる。同様にして、漠然とした機能を手がかりにするのではなく、特定の細胞表面分子が発現したT細胞を探し出すのであれば、やるべきことは明快だ。

モノクローナル抗体の普及によって、細胞表面分子がこれまでより容易に同定できるようになったことで、さまざまな機能を持つT細胞の精緻な分類に関する論文が次々と出るようになった。一方で、細胞表面のタンパク質が特定されてくると、同じ抗原が複数の名前で呼ばれるなどの混乱が生じてきた。そこで、これまでに発見された細胞表面分子を整理するために、一九八二年から国際ワークショップが開かれ、発現している細胞表面分子を分類し、CD（cluster of differentiation）分類として番号が振られるようになった。CD分類を用いることで、同じ抗原を認識する異なるモノクローナル抗体を、ひとまとめに統一して分類（グループ分け）できるようになった。

また、一九八〇年代後半になるとフローサイトメーターという便利な機器も普及するようになった。これを使えば、モノクローナル抗体と抗原抗体反応を起こさせることで、リンパ球をＣＤ抗原ごとに自動的に分類できる。ＣＤ抗原の解析対象は、当初は白血球の細胞抗原のみだったが、近年は、血小板や赤血球などにも拡大されて用いられている。

しかし、私が京大に戻った一九八〇年時点では、自分で作製できる抗体の種類は、それほど多くはなかった。そこで、ＣＤ４（ヘルパーＴ細胞に発現）、ＣＤ８（キラーＴ細胞に発現）と並び、リンパ球の細胞表面によく発現しているマーカーとしてＣＤ５に注目した。ＣＤ４、ＣＤ８については、そのメカニズムがそれまでに解明されていたが、ＣＤ５についてはまだ手がつけられていなかった。そこで、私は手探りで、手はじめにＣＤ５が陽性（細胞表面に発現している）の細胞を取り除いてみることにした。

実験は、以下のような手順で行った。末梢血などの末梢組織にあるＣＤ４陽性Ｔ細胞（ヘルパーＴ細胞）を取り出し、細胞表面のＣＤ５分子の発現程度によって、ＣＤ５分子を多く発現しているＴ細胞と、あまり発現していないＴ細胞という二つの亜集団に分けた。もし、二つの亜集団のいずれかが免疫を抑制する機能を有していれば、それを取り除くことにより、何らかの変化が生じるはずだ。

この試みには免疫不全マウスを用いた。このマウスは、生まれながらにして胸腺を欠損しているため、T細胞による細胞性免疫が全く働かない。胸腺を欠損させる遺伝子異常は同時に毛の発達異常を起こすため、毛が生えないことから、ヌードマウスと呼ばれる。一方で、この免疫不全マウスは、胸腺が欠損している以外は正常マウスと遺伝的に同一であるため、正常マウスのT細胞を移入しても拒絶反応は起きない。外部からT細胞を移入した結果、このヌードマウスに何らかの影響が出れば、それは移入したT細胞がもたらしたものと明確に把握できる。

最初に、CD5分子をあまり発現していないT細胞（CD5 low T細胞）を選択して、ヌードマウスに移入した。するとこのマウスは、甲状腺炎、胃炎、卵巣炎、睾丸《こうがん》炎などの自己免疫疾患を高率に広範な臓器に自然発症した。本来、免疫不全マウスでは自己免疫疾患は起きないはずだが、発症した理由として、移入したT細胞（CD5 low T細胞）には、免疫の暴走を食い止めるためのT細胞が不足している可能性が考えられた。つまり、私たちが探索している免疫を抑制するT細胞が不足している可能性がある（図3-2）。

次に、CD5 low T細胞を移入する際、CD5分子を強く発現しているT細胞（CD5 high T細胞）を補ってやると、一転して自己免疫疾患の発症は阻止されたのだった。この補ったT細胞（CD5 high T細胞）の中に、免疫を抑制する能力を持つT細胞が含まれているとしか考えられなかった。

その当時、T細胞表面の抗原分子はあまり知られておらず、最初にCD5を使って成功したの

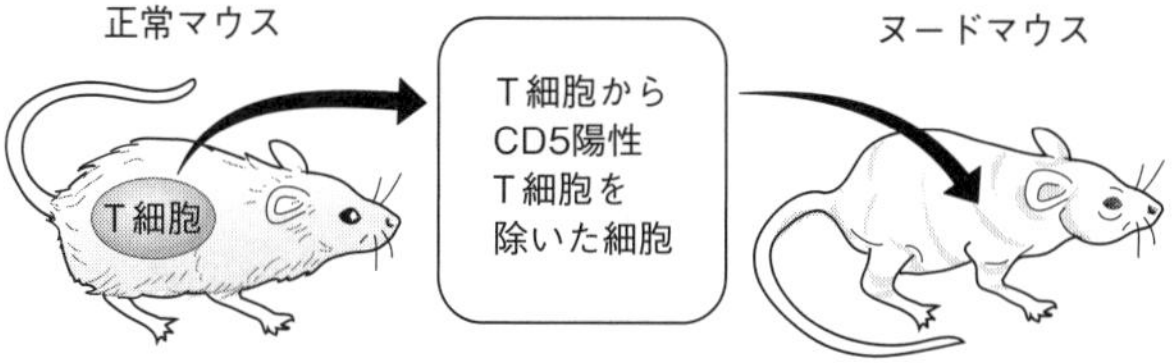


**図3-2**　正常マウスのCD5陽性T細胞を全部取り除いたT細胞を移入したところ、ヌードマウスは激しい自己免疫疾患を発症した

には、多分にセレンディピティー（思いがけない幸運）の要素が含まれていたようだ。しかし、自分にとって強い愛着のある仕事で、後に「制御性Ｔ細胞」と命名した細胞の存在を確信することになる、最も記憶に残る仕事となった。

ところが、ＣＤ５を発現するＴ細胞は、末梢組織にあるヘルパーＴ細胞（ＣＤ４陽性Ｔ細胞）全体の約八〇％を占めており、「制御性Ｔ細胞」に特異的な亜集団とはいえなかった。

その中には制御性Ｔ細胞ではない物も混ざっているはずで、制御性Ｔ細胞のみに特異的に発現する分子マーカーを探さなければ、精度の高い研究成果とはいえない。制御性Ｔ細胞の正体にあともう少しで迫れるところまできていた。しかし、ゴールを目前に見据えながら、そこに高い壁が立ちはだかっており、研究がやや行き詰まった感じもしていた。

## ▼活路を求めて米国へ

愛知県がんセンターで行った胸腺摘出の実験は、京大で二本の論文として仕上げ、一九八二年に『Journal of Experimental Medicine』誌に掲載された。それを基に博士論文をまとめ、翌年学位を得ることができた。

しかし当時は、後述する「抑制性T細胞（サプレッサーT細胞）」の仮説が否定され、免疫学の主流から外れるのと、時を同じくしていた。「免疫反応を抑える細胞」という考え方は、次第に胡散臭いとみられるようになり、私の研究成果も誰にも注目してもらえなかった。

一般に日本で一人前の研究者と認められるためには、ある教授の下でまず助手になり、下積み時代を経て、独り立ちするという過程を踏まなくてはならない。しかし、もはや本流を外れてしまった仮説（結果的には全く異なるものだったが）を研究する免疫学者は、日本にはほとんどいなかった。制御性T細胞の研究を継続するためには、米国に活路を求めるしかなかった。

一九八三年、私は、石坂公成先生が免疫学部の学部長を務めていたジョンズ・ホプキンス大学へと留学した。結果論だが、もし日本に残る選択をしていたら、制御性T細胞の研究の芽は潰されてしまっただろう。

公私にわたるパートナーとなっていた妻の教子を伴って渡米し、最初の二年間は大学の客員研究員として過ごした。所属は石坂先生の研究室ではなかったが、石坂先生の部屋にも顔を出し、いろいろと助言を受けることができた。この間に、京大時代のCD5陽性T細胞の発見に関する研究成果についての論文をまとめ、一九八五年に発表した。その研究成果はユニークなものだという自信があったが、米国でもほとんど認めてもらえず、有名雑誌に投稿しても掲載を拒否されることが多かった。サプレッサーT細胞と混同されたためだろうと思われた。

留学を二年間で終えて帰国してもポストを得られる保証はなく、日本にいる時から次から次へと奨学金に応募していた。幸いにして、とても待遇のいい八年間の奨学金を射止めることができた。私が受賞したルシル・P・マーキー生物科学賞（Lucille P. Markey Scholars）は、ケンタッキー州のサラブレッド牧場のオーナーだった資産家の女性の莫大《ばくだい》な遺産が原資になっていた。彼女は亡くなる前に、それを一五年以内に医学研究で使い切るようにと遺言を残した。スタンフォード大学にビルを建て、別の大学にもビルを建てても、なお余裕があった。そこで、全米からＭＤ（医師）八人、Ph.Ｄ（博士号取得者）八人、計一六人を毎年選んで、八年間サポートする。それで遺産を一五年で使い切って終わりというものだった。

支給対象者を選考する委員会には、ノーベル賞受賞者などを筆頭として名だたるメンバーが集まっていた。米国でも大半の免疫学者は、サプレッサーT細胞などなかったものとして先へ進んでいた。そうした状況で、私が提出した「Tリンパ球の亜集団（制御性T細胞）の本質を突き詰めたい」という研究テーマがどこまで理解されたかはわからないが、面白がってもらえたようだった。

この奨学金は、八年のうちの最初の二年は別の所へ行って勉強するという条件がついていた。

それならば西海岸へ行こうと、カリフォルニア州のスタンフォード大学の客員研究員となり、その間に次のポストを探した。英語で講義ができるほどは語学力に自信がなかったので、研究職の口を求め、サンディエゴにあるスクリプス研究所（The Scripps Research Institute）という基礎医学の研究所の免疫学部の助教授として採用された。

他の博士研究員の待遇に比べれば、私の得たルシル・P・マーキー奨学金は十分な額で、じっくり研究を続けることができた。

当時は、がんを起こすがん遺伝子が解明されつつある時期だった。化学物質、放射線、ウイルス、そして遺伝子変異によっても遺伝子に傷が付き、がん遺伝子となって発がん作用が引き起こされる。そのようにして発がんメカニズムは徐々に解明され、統一的に考えられる時代になりつつあった。がん遺伝子の異常、あるいはがん抑制遺伝子の破壊など、原因は多様であっても、いずれもＤＮＡの特異的な箇所に傷がついたために発がんにまで至ってしまうという考え方である。

フランスの生理学者ベルナール（Claude Bernard）は、その著『実験医学序説』（三浦岱栄訳、岩波文庫）の中で、「たとえ現象を出現させる方法は種々あって、そのデテルミニスム（筆者注：原因）は見かけ上極めて雑多であるように見えても、実際はつねにただ一つである」と述べている。免疫学においても通じるものがあると、私は思った。

発がんに関しては徐々にメカニズムが解き明かされつつあった。それでは、私が見ている自己免疫疾患の発症メカニズムは、何なのだろうか。

自己免疫疾患は、さまざまな引き金によって起こる。遺伝要因もあれば、後天的な環境要因でも起こり得るはずだ。かつては、免疫細胞が正常な自己を攻撃するはずはないと考えられており、放射線やウイルス感染が自己の細胞や組織に変異をもたらし、それを免疫細胞が異物と見なして攻撃するのだという考え方が主流だった。

これに対して私は、「放射線やウイルス感染などをきっかけとして自己反応性T細胞に対する抑制能を持つT細胞が破壊され、これを〝ただ一つの原因〟として、自己免疫疾患を発症するのだろう」と考えた。そこで、放射線、化学物質、ウイルス、遺伝子変異という四つの因子によってT細胞が破壊され、免疫系が自己への攻撃を始めるようになって、さまざまな自己免疫疾患が起こることを示せれば、疾患概念としてだけでなく、哲学的にも納得が得られると思った。

マウスを用いた実験で、一つひとつ確認していくことにした。化学物質（免疫抑制薬）投与や放射線照射などによって、あるT細胞亜集団を選択的に傷害すると、予想した通り、さまざまな臓器特異的自己免疫疾患が起きてきた。米国滞在中の八年間に、一年に一本、論文をきちんと発表するくらいのペースで研究を続けていた。

## ▼マーカーを追い詰める

並行して、制御性T細胞（当時はそのように命名はしていなかったが……）の解析と、より確実なマーカーとなる細胞表面分子探しも進めていった。

これまでの研究で、マウスのリンパ球を操作すれば、確実に病気が起こせるようになっていた。しかも、ヒトの自己免疫疾患とよく似た病気である。

もっとも、操作といっても、リンパ球から、ある亜集団を取り除いたり、戻したりといった方法では、誰にも再現できる特異的な現象かどうかはまだわからなかった。分子生物学の手法を用いる以前の段階にある現象論のような研究で、分子遺伝学などとは程遠い世界だ。そういう意味では、他の研究者から見ると、研究は横ばいを続けているように見えたかもしれない。

しかし、研究テーマを変更するつもりは微塵《みじん》もなかった。どんな人でも、正常な自己を攻撃する免疫細胞を持っている。それを抑制する細胞が同時に存在しているから何も起こらないだけなのだ。「自己免疫疾患は、自己を攻撃する細胞を抑制する細胞が機能不全を起こした結果、発症する」という考えに揺らぎはなかった。

自分で重要だと思う研究ができて、それを裏付ける着実な実験結果もあがっている。今は給料も一応稼いでいる。しかし、それは、その当時の免疫学の主流とはかけ離れており、誰も見向きもしないような研究であり、将来がなかった。奨学金が切れた後の展望は一切なかった。

それでも、米国の研究環境は幸いだった。周囲には免疫学を専門にしている人が多く、分子を識別する抗体や試薬を融通し合えたのだ。

その頃には、さまざまな細胞表面分子に対応するモノクローナル抗体が作られはじめていた。その中には、私たちが目指す制御性Ｔ細胞に特異的な細胞表面分子があるかもしれないのだが、すべての分子に対するモノクローナル抗体を購入するほど研究費に余裕はなかった。

スクリプス研究所では、大勢の研究者と知り合うことができた。「ひょっとしてこの分子が目指す『制御性Ｔ細胞』のマーカーの候補かもしれない。抗体を一〇㎕わけてくれないか」と頼めば、それを譲ってもらえた。そうした中からマーカー候補の目星が付いてきたのは、本当に幸運だった。当時の日本では、まだモノクローナル抗体は高価なうえ、入手できる種類も少なかったため、恵まれた環境だったといえる。いろいろな抗体を試す中で、ＣＤ25という細胞表面分子が、私たちが追うＴ細胞に特異的なマーカーになりそうだというところまで絞り込めた。これを使えば誰でも、免疫を抑制するＴ細胞の存在を確認できるはずだと確信した。研究を続けてきて本当に良かったと思える瞬間だった。

## ▼利根川氏発案のプロジェクトで帰国

米国で細々と研究を続けていたが、スクリプス研究所からカリフォルニア大学サンディエゴ校に移った頃、ルシル・P・マーキー奨学金の八年間という期限が迫り、それを機に帰国することを決めて、日本のポストを探していた。

まだCD25の研究成果を正式に発表する前のことで、日本では無名の研究者にすぎなかった。しかし、またも運が味方してくれ、利根川進氏の進言により、若手研究者を独立させるために新設されたプロジェクトに潜り込むことができた。

利根川氏は、一九八七年に日本人として初めてノーベル生理学・医学賞を、それも免疫学の分野で受賞した研究者である。

一八九〇年に北里柴三郎が発見した「抗毒素（抗体）」は、当初から、破傷風、ジフテリアをはじめ、さまざまな感染症の治療に応用できる多様性を持つものだと認識されていた。どのような異物が侵入しても、B細胞はそれに応じた抗体を作り出すことができ、その種類は一〇〇億を超える。抗体の多様性がなぜ生み出されるのかについて、「側鎖説」などいくつもの仮説が生まれた（第二章コラム参照）が、未解決のままだった。一〇〇年越しのその謎に解決を与えたのが、利根川氏である。

一九七六年、利根川氏は、Ｂ細胞が成熟し、抗体タンパク質（免疫グロブリン）を作るように分化していく過程で、体細胞内の遺伝子の組み換えが起き、その結果、抗体の多様性が生まれることを実験的に明らかにし、これが高く評価された。抗体は「Ｈ鎖（重鎖）」と「Ｌ鎖（軽鎖）」と呼ばれる二種類のタンパク質の鎖からなり、それぞれは一定不変の部分（不変領域）と外敵に応じて姿を変える部分（可変領域）からなる。可変領域には遺伝情報部分があり、その組み合わせにより、多様な抗体遺伝子の生成が可能となるのだ。

さて、私が採用された新設プロジェクトは、かつての新技術事業団（現・科学技術振興機構）が主管するもので、時代を先駆ける科学技術の芽を創ることを目的にした戦略的創造研究推進事業で、個人型研究「さきがけ研究21」という助成制度だった。帰国後もこれまでの研究を続けたいと応募し、第一期生として選ばれた。

研究課題は、「免疫系による自己と非自己の認識について」。生体の免疫系は、自己免疫疾患の発症を阻止する機構を備えているが、何らかの原因でその機構が破綻すると自己免疫疾患を発症する。その発症メカニズムの解明を目指した研究だった。

生体における自己／非自己の識別機構と免疫寛容の導入・維持機構に関する知見は、①自己免疫疾患の治療と予防、②自己から発生したがん細胞に対する有効な免疫応答の誘導、③移植臓器の定着、などのために役立つはずだった。

免疫学の主流とはいえない研究だったが、無視されていたわけではない。審査員の一人で当時大阪大学教授だった濱岡利之先生は、私が米国で行った実験を別の系統のマウスで追試していたのだ。世の中に同じことを考えている人がいることを知って、とてもうれしく思い励みにもなった。

「さきがけ研究21」の研究者として帰国して、何とか日本に軟着陸できた。かつて愛知県がんセンター研究所にいた坂倉照妤先生が、理化学研究所のライフサイエンス筑波研究センター（現・筑波事業所）に移っておられて、研究室を提供してくれた。そこで、妻の教子と数人の学生からなる小さなチームで制御性T細胞の研究を続けられることになった。

## ▼表面分子CD25を捉える

次なる大仕事は、「制御性T細胞」のより確実なマーカー探しに決着を付けることだった。

一九八五年にCD5陽性T細胞の実験結果を報告してから五年が経っており、抗体の表面分子は、それぞれCD分類に基づく番号で呼ばれるようになっていた。また、モノクローナル抗体に加えて、前述したフローサイトメーターも実験に用いることができるようになっていた。この装置があれば、CD抗原などの細胞表面分子に、蛍光標識したモノクローナル抗体で目印を付け、リンパ球を細かくサブセットに分画・分離し、それぞれの割合や特定サブセットの細胞数の変化を調べられる。

世界は広く、同じような着想を持つライバル研究者も現れた。英国オックスフォード大学のメーソン（Don Mason）とポウリー（Fiona Powrie）は、モノクローナル抗体を用いて、ラットで自己免疫疾患の発症原因を探る研究を進めていた。

彼らも私たちと同様に、特定のT細胞の亜集団、特に末梢組織にあるCD4陽性T細胞（ヘルパーT細胞）の亜集団を正常免疫系から除去することにより自己免疫疾患を誘導することを試みていた。そして、CD5だけでなく、CD45分子の発現の度合いによってヘルパーT細胞を分けた場合にも、同様に自己免疫疾患が誘導できることを示し、一九九〇年に以下の結果を報告していた。

CD45には、RA、RB、RCなど、いくつかのアイソフォーム（構造は異なるが同じ機能を持つタンパク質）がある。まず、正常ラットの脾臓のT細胞から、その一つであるCD45 RCをあまり発現していない亜集団（CD45 RC low群）を除き、高率に発現している亜集団（CD45 RC high群）を作る。そして後者のT細胞を、同系のヌードラット（体毛がない免疫不全ラット）に移入したところ、さまざまな臓器（甲状腺、膵臓のランゲルハンス島など）に自己免疫疾患を自然発症した。しかし、CD45 RCをあまり発現していない亜集団（CD45 RC low群）を補うことにより、甲状腺炎、糖尿病などのさまざまな自己免疫疾患の発症は阻止された。

ポウリーは一九九三年、マウスの脾臓にあるCD４陽性T細胞から、今度はCD45 RBをあまり発現していない亜集団（CD45 RB low群）を除去したCD45 RB high群を、重症複合免疫不全マウスに注入してみたところ、炎症性腸疾患を発症した。しかし、ここにCD45 RB low群を同時に入れると、やはり発症が阻止されることを報告したのだ。

メーソンとポウリーが行った実験は、私が京都大学で見出したCD５陽性T細胞で起きたことをCD45分子で再現したものだった。

二つの研究グループの実験結果から、以下の可能性が示唆された。

①正常動物の末梢組織には、自己免疫疾患を起こし得る自己反応性CD４陽性T細胞が存在する。
②それらは、正常状態では他のCD４陽性T細胞によって抑制されている。
③標的となる自己抗原に異常がなくても、この制御をつかさどるCD４陽性T細胞の除去・減少のみで自己免疫疾患が発症し得る。
④正常個体中の二つのCD４陽性T細胞亜集団（非活性状態にある自己反応性CD４陽性T細胞と、これらの活性化、増殖を抑制しているCD４陽性T細胞）は、特定の細胞表面分子の発現程度によって区別できる。

長らく探し求めた免疫系を抑える謎のT細胞は、私たちが発見したT細胞中のCD5 high分画、メーソンらが発見したCD45 RB low分画に存在していることは明らかだった。もっとも、ヘルパーT細胞（CD4陽性T細胞）のうち、CD5、CD45 RBを発現している分画は大きいため、この二つが特異的な細胞表面分子（マーカー）であるとはいえなかった。そこで、より特異的なマーカーを見つけようと考えて、条件を厳しく設定して実験を行っていった。※章末注1

細胞表面分子を手がかりに新しい機能を持つT細胞を探す取り組みは難しく、専門家でなければなかなか理解しにくいかもしれない。CD分類を用いた絞り込みは、犯罪操作のプロファイリングにたとえることができる。プロファイリングでは、現場に残された証拠や状況をもとに、統計的なアプローチと犯罪データ・心理学の両面から犯人像を推理し、年齢・生活態度・出生地などを特定していき、次第に犯人像を絞り込んでいく。これと同様に、免疫学者たちは、さまざまなCDを目印にして新しい機能を持つT細胞の対象を徐々に限定していくのである。

私たちはCDを手がかりにして、条件を満たす細胞表面分子をフローサイトメーターを用いて絞り込んでいった結果、ついにたどり着いたのが、CD25分子だった。細胞表面分子CD25とCD4が共に陽性な「CD25陽性CD4陽性T細胞」は、私たちとメーソンらが見当を付けた分画に含まれており、正常マウスの末梢組織にあるヘルパーT細胞（CD4陽性T細胞）の五〜一〇%

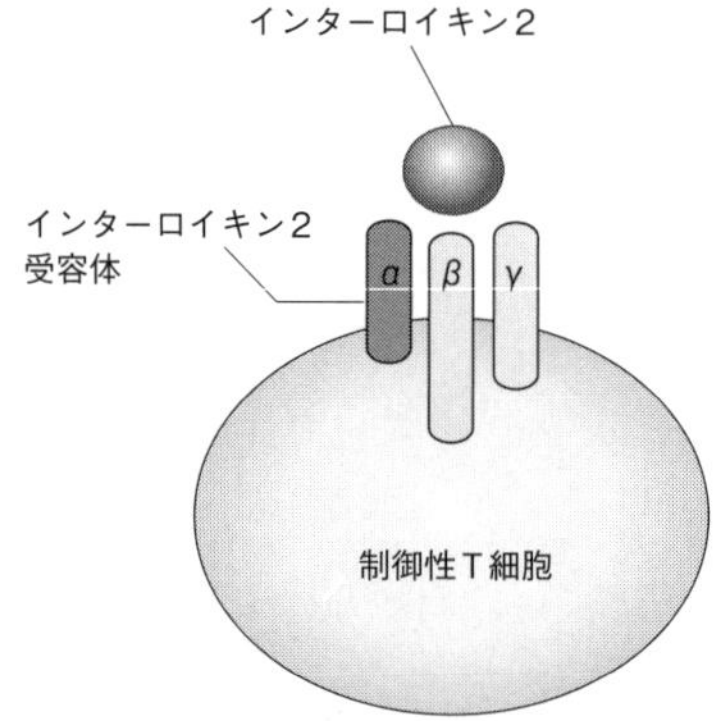


図3-3　制御性T細胞の分子マーカーとなるCD25は、インターロイキン2（IL-2）の受容体のα鎖である

を占めていた。

興味深いことに、ＣＤ25という細胞表面分子は、インターロイキン２（ＩＬ－２）というタンパク質と結合する受容体のα鎖だった（図３－３）。ＩＬ－２受容体は、α鎖、β鎖、γ鎖の三つの分子で構成されている。インターロイキンは、リンパ球や食細胞などが分泌するサイトカイン（細胞の増殖・分化・活性化などの機能発現を誘導する可溶性分子）であり、Ｔ細胞の免疫応答に深く関与している。免疫抑制に関わっていたとしても不思議ではない。

もちろん、確認するための実験を行った。正常なマウスから採取した脾臓のＴ細胞から、ＣＤ25陽性ＣＤ４陽性Ｔ細胞だけを取り除いた後、残りの細胞をヌードマウスに移入した。すると、胃、卵巣、甲状腺、副腎、膵ランゲルハンス島などが、自己免疫によって攻撃を受け、全例で激しい炎症が起きた。白血球がこれらの器官や臓器に大挙して入り込んでダメージを与え、臓器特異的な自己免疫疾患を発症したのだった。さらに、ＣＤ25陽性ＣＤ４陽性Ｔ細胞を除いた残りの

T細胞をもっと大量に移入すると、全身に症状が及ぶ自己免疫性疾患（糸球体腎炎、関節炎など）を発症した。

CD25陽性CD4陽性T細胞の数は、マウスの末梢組織に存在するCD4陽性T細胞全体のごくわずかにすぎず、最大でも一〇％しかない。にもかかわらず、その亜集団を除去したT細胞を移植されたマウスは自己免疫疾患を起こした。さらに、この細胞を除去する割合が高いほど自己免疫反応も強く、大量に除去したマウスは死亡してしまった。一方、このT細胞移入実験で、正常なCD25陽性CD4陽性T細胞を同時に移入した場合は、免疫系の働きは正常になり、自己免疫疾患の発症は完全に阻止されたのだった。

以上の結果から、正常個体の末梢組織には、自己反応性T細胞だけでなく、その活性化、増殖を抑制的に制御する細胞が存在しており、後者の欠損、減少あるいは機能不全は自己免疫疾患の原因となるという確かな証拠が得られたことになる。

CD25という信頼性の高い分子マーカーを持つ細胞の存在を、ついに突き止めた。免疫系に少数ながら存在するCD25陽性CD4陽性T細胞は、後に「制御性T細胞（Regulatory T cells：Treg 以下、Tレグとする）」と命名した。「Regulatory T cells」という名は、実は一九八二年の論文でも使っていたが、正式に認知されたのは、『Cell』という科学誌から依頼されて二〇〇〇年に執筆したレビュー論文でこの語を用いてからだった。

## わずか10％のT細胞の除去が病気を起こす

これまでのマウスの胸腺摘出実験から、新生児の正常胸腺は、生後、自己免疫反応を抑えるTレグを産生しはじめることが段々とわかりかけていた。では、正常に成熟したマウスの胸腺は、Tレグおよび自己反応性T細胞を産生しているだろうか。

それを確かめるために、正常成熟マウスの胸腺から、末梢組織に移動する直前のCD４陽性の成熟胸腺細胞を採取し、ここからCD25陽性CD４陽性T細胞（Tレグ）を除去したものを、同系のヌードマウス（免疫不全マウス）に移入した。すると、広汎な臓器に自己免疫性胃炎を含む激しい自己免疫疾患が起きてきた。成熟マウスの胸腺および末梢組織にあるCD４陽性T細胞から一〇％の亜集団を除くだけで、自己免疫疾患が起きたのである。新生児のみならず、成熟したマウスにおいても、免疫反応を抑制する細胞が存在し、胸腺がこれを産生しており、しかも、その亜集団のマーカーも特定できた。

この研究成果にはかなり自信があったが、『Nature』『Science』などの一流誌では門前払いだった。また、一九八五年にCD５に関連する論文を掲載してくれた『Journal of Experimental Medicine』誌からは、一〇年前の仕事とコンセプトが変わらないとして拒絶された。最終的に、一九九五年、米国免疫学会の機関誌である『The Journal of Immunology』誌にようやく掲載された。その頃は、三年を期限とした「さきがけ21研究」を終えて、東京都の老人総合研究所（現・東京都健康長寿医療センター）免疫病理部門の部門長になったばかりだった。それまでは雇用期限のある立場で研究を続けてきて、初めての常勤職に就いた。

一〇年近く研究を続けて、Tレグに特異的な分子マーカーをようやく探り当てたわけだが、発表当初はそれが持つ意味を正確に理解できた研究者は限られていたように思う。

CD25が発見される前は、Tレグについての批判は少なくなかった。最初のマーカーとして注目したCD5は、それを発現するリンパ球は、末梢組織にあるCD4陽性T細胞の約八〇%を占めていた。そのため、「それだけごっそりリンパ球を除けば、免疫不全になってもおかしくない。免疫不全になれば感染症にも罹るので、いろいろな病気が起こってくる」と、批判を浴びた。

しかし、新たなマーカーで同定したCD25陽性CD4陽性T細胞は、最大でも末梢組織のCD4陽性T細胞の一〇%を占めるにすぎない。※章末注2 このわずかなリンパ球を取り除いただけで、自己免疫疾患という重い病気が起こってくるのだ。これによって従来の批判を完全に封じ込めることができた。

はっきりしたT細胞亜集団のマーカーを突き止めたことで、誰もが同じ現象を再現できるようになった。Tレグは次第にその存在を認められつつあった。同時に、私たちの独壇場だった研究に、嗅覚の鋭い免疫学者が次々に参入してきた。ライバルの参戦により、私たちもTレグの研究をさらに深めていく必要に迫られていた。

※1　私たちは、Tレグの絞り込みにあたり、以下の三つの条件を設定した。

①発現パターンがCD5、CD45RBの発現と相関する。
②それによって定義されるT細胞分画はCD5 high、CD45RB low分画に含まれる。
③その分画の除去により、CD5 highあるいはCD45RB low分画の除去よりも、より広汎な臓器に、より高頻度で、より重症度の高い自己免疫疾患を起こす。

①から③の条件を満たす細胞表面分子がCD25陽性CD4陽性T細胞だった。

※2　インフルエンザや麻疹などに罹れば、リンパ球が一〇％程度減少することは実は決して珍しくないが、そこで減少するのは特定の種類のリンパ球ではない。これに対して、Tレグはすべて同じ細胞表面分子を持つ特異的なT細胞であり、急激に減少することで、自己免疫疾患が起きると考えられている。

# 第四章 サプレッサーT細胞の呪縛

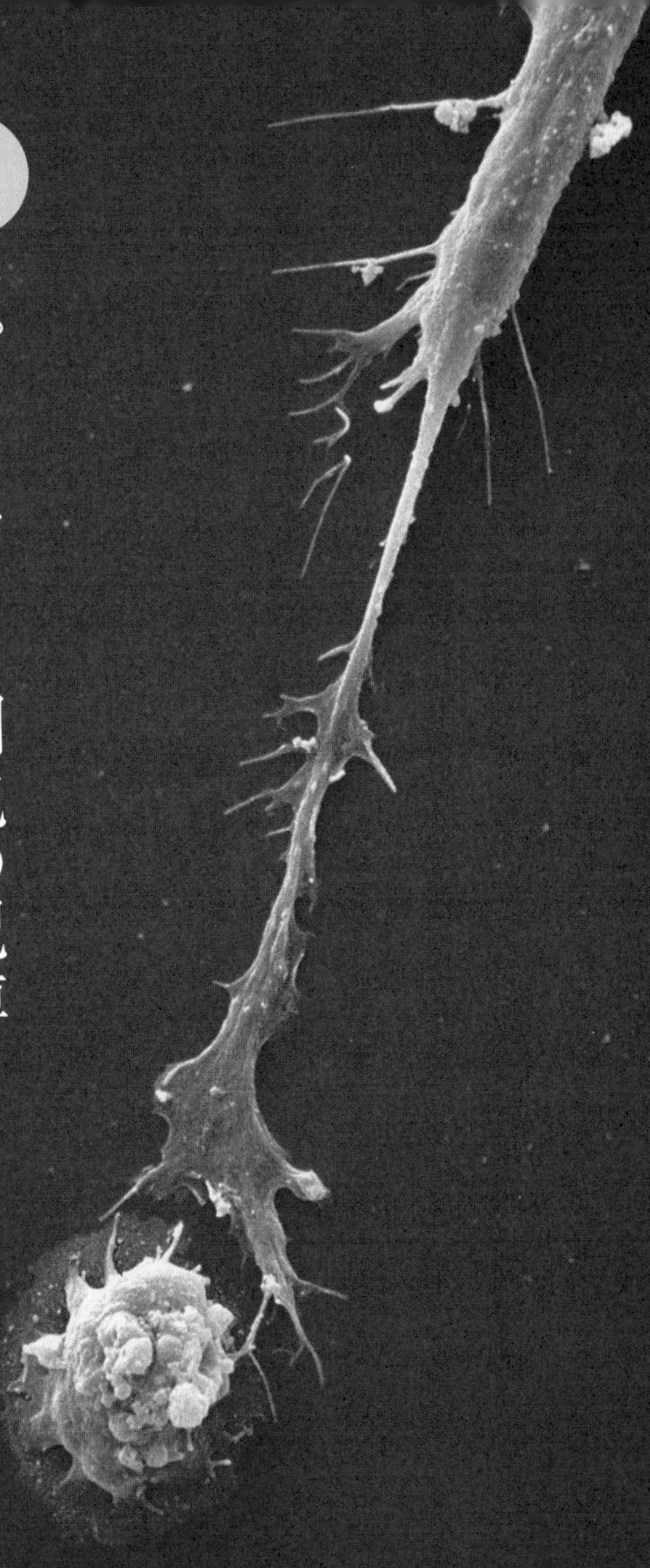

満を持して、制御性T細胞（Tレグ）のマーカー（CD25）発見についての論文を仕上げたものの、免疫学の世界において認知されて一定の評価を受けるまでには思いのほか時間を要した。その背景には、Tレグとは似て非なる「抑制性T細胞（Suppressor T cell：サプレッサーT細胞）」の幻影があった。

## ▼無視されてもこれだけは譲れない

第一章で説明した通り、サプレッサーT細胞は、一九七〇年代から八〇年代半ばまで世界の免疫学者を魅了したものの、忽然《こつぜん》と消え去った。理由は、その特徴となる遺伝子の実体が存在しないことが次第に明らかになったからだ。このため免疫学の世界では、「免疫応答を抑制するT細胞」という考え自体が誤りという認識が定着し、その後も研究者たちを支配していた。そのため長い間、Tレグについての私の説は無視され続けてきたが、それでも譲れなかったし、研究テーマを変えようと考えたこともなかった。

自己免疫疾患の発症メカニズムを説明しようと、その時々によって異なった概念が提唱されてきていた。ある概念と自分の考えとを並べて「どちらがより説得力が強いか」と比べて、「自分の考えは、間違っていない」と確信できるものだったからこそ、私は研究を続けてこられた。

もっとも、多少の勇気は必要だった。「僕はアホやから、他の人が言っていることを、しっかり理解できていないのではないか。違って見えるだけで、本当は向こうがもっと深いことを考えているのではないか」と自分を疑ったりもした。ただし、楽天的な性格だったせいか、「やはり、自分が考えていることも悪くはない」という結論に落ち着いたのだ。

## ▼複雑で曖昧な抑制性T細胞

Tレグとサプレッサー T細胞の違いについて、少し解説しておこう。

免疫を抑制する機能を持つ細胞があるだろうという考えは、私が初めて提唱したというわけではない。一九七一年、そのようなリンパ球が存在するという仮説を初めて唱えたのは、米国エール大学のガーション（Richard K. Gershon）である。T細胞の移入によって免疫寛容を引き起こせるという仮説を提唱し、そこに登場するT細胞の亜集団（サブセット）を、「抑制性T細胞（サプレッサーT細胞）」と命名した。

私が大学院に入った一九七六年には、日本でもこのサプレッサーT細胞が非常にもてはやされていた。当時千葉大学教授だった多田富雄氏を中心に研究が進められ、日本免疫学会などでも盛んに議論されていた。

サプレッサーT細胞の概念は、なかなか複雑なものだった。

あるタンパク質抗原を特定のアジュバント（抗原に対する免疫応答を増強する物質）と共にマウス

に投与して、免疫系を発動させて、そのタンパク質抗原に対する抗原特異的な抗体を作らせる。そして、数日後にT細胞を採取して調べると、その中に免疫を抑えるような活性を示すT細胞があった。そこで、投与したタンパク質抗原に対して特異的な抗体を生み出す細胞（抗体産生細胞）を数えてみると、確かに減少していた。一方で、免疫を抑えているT細胞を除くと、一転して抗体産生細胞の数が増加する。そのような免疫反応を観察することにより、サプレッサーT細胞の研究は進められていた。しかし、定量性は評価していても、再現するのが難しい実験系だった。

それに比べて、自分が目の前で見たことは、細胞の有無で自己免疫疾患が起きるか起きないか（All or None）であり、明瞭だった。マウスから胸腺を除去すると自己免疫性の激しい炎症が起きる。もし、自己免疫反応を抑制する細胞があるとするなら、それは彼らのいうように特定の条件下でしか観察されないものではなく、体内に常に存在していると考えなくては説明がつかない。そこで、自分の手の内にある確実な現象を礎にして理論を組み立てていくことにした。

自分が見つけたT細胞の亜集団（Tレグ）は、明らかに自己免疫疾患を抑えていた。しかも、その亜集団は、外部から投与されたタンパク質抗原によって誘導されたわけではなく、正常な個体の中にもとから存在しているものだった。胸腺細胞の中にもそのようなT細胞が常に存在しており、それらが自己免疫疾患の発症を防いでいるのだ。

科学は最終的に一般性の高い理論を出したほうが勝ちだ。たとえ流行の理論であっても、目の前の現象を説明できないのであれば取り入れる必要はない。そのように信じて、自分の考え方、自分のやり方で仮説を追うことにした。結果的にそれが奏功したのだと思う。

サプレッサーT細胞とTレグは別物だと確信できる有力な証拠があった。細胞表面の分子マーカーである。サプレッサーT細胞は、細胞そのものは捉えられていなかったが、細胞表面のリンパ球同種抗原（Ly抗原）※章末注1の有無を調べることができた。当時、サプレッサーT細胞は、後のCD分類でいうCD8陽性T細胞だと信じられていた。

一方、私が見つけた自己免疫疾患の発症を阻止するT細胞（Tレグ）は、CD4陽性T細胞だった。免疫を抑制する機能という点では、どちらのT細胞も同じだったが、その分子的実体は全くの別物だったのである。

## ▼捉えた遺伝子は幻と消えた

サプレッサーT細胞を信じ込みすぎた研究者たちは、その存在を疑うことなく、次々に研究成果を発表したが、その存在を間接的に推測させるようなものにとどまった。その分子メカニズムはブラックボックスの中にあり、外部から加えたタンパク質抗原がどのようにして免疫を抑制するT細胞を誘導するのかは、依然として不明だった。

サプレッサーT細胞の研究が次のステップに進むためには、他のT細胞と区別できるようなさらに精確な分子マーカーを発見するなり、サプレッサーT細胞が他の細胞を抑制する分子メカニズムを解明する必要があった。しかし、こうした成果はなかなか挙がらず、サプレッサーT細胞の存在には「神話」のようなイメージがつきまとっていた。

前述したように、日本でサプレッサーT細胞の研究に特に熱心だったのは、千葉大学の多田氏の研究室であった。

多田氏らは、免疫反応を抑制するサプレッサーT細胞の遺伝子の探索を精力的に行った。彼らは、MHC分子をコードする遺伝子に狙いを定めた。MHCとは主要組織適合遺伝子複合体と呼ばれ、自己と非自己を見分ける名札のような役割を果たすと同時に、T細胞に抗原を提示する機能を持ったタンパク質である。ここでは詳細な説明は省くが、MHCにはクラスIとクラスIIの二種類がある。一般に内在性抗原（ウイルスが感染した細胞内で処理されたウイルス抗原ペプチド）はクラスI分子により、外来性抗原（細菌、寄生虫、毒素などの抗原を取り込んで処理した抗原由来ペプチド）は主にクラスII分子により、抗原提示細胞がそれらの分子上に抗原ペプチドを提示する。

マウスのMHC分子をコードする遺伝子群には、六つの領域がある。T細胞による細胞性免疫の応答は、クラスIIのMHC分子が制御しており、それをコードする遺伝子は（K、I、S、D、Qa、Tlaの六つの領域のうち）I領域に位置していた。そこで多田氏らは、抗血清を用いた吸収実験を行ってさらに細密な絞り込みを行ったところ、これまで存在が確認されていなかった分子が存在する可能性が高いと結論づけた。彼らは、これこそが免疫活動を抑制する因子だと色めき立った。一九七六年、多田氏らはついにその抑制因子を同定したと発表した。血清学的な手法（抗原抗体反応）によって捉えられた分子は、「I－J分子」と命名された。

多田研究室では、研究室を挙げて、サプレッサーT細胞およびI－J分子の解析に力を注いだ。I－J分子を表現するT細胞ハイブリドーマ、抗I－Jモノクローナル抗体なども次々と作製された。

しかし、一九八〇年代に入って、サプレッサーT細胞の存在を疑わせる研究が相次いで発表された。八三年にはダメ押しとなる出来事が起こった。スタインメッツ（Michael Steinmetz）らが、遺伝子クローニング（目的の遺伝子を持つDNA断片を分離して増幅させる）手法により、マウスのMHC領域の遺伝子構成を解明したところ、I－J分子をコードする遺伝子は、MHCクラスⅡ遺伝子領域内の予想された位置に検出されなかったのだ。

予言されたようなI－J分子をコードする遺伝子が存在しないことが判明してからは、サプレッサーT細胞の解析に関わっていた研究者たちは、潮が引いたようにその研究から離れていった。おまけに、サプレッサーT細胞の研究そのものを、なかったことにしようという風潮さえ現れた。それ以前には、その存在を支持する論文が年間約二〇〇報も出ていたにもかかわらず、急速にサプレッサーT細胞の研究は廃れ、八〇年代後半には免疫学の世界から姿を消し、それ以降、サプレッサーT細胞という言葉を口にすることさえタブーになった。

## ▼冬の時代も信念は揺らがず

実は、サプレッサーT細胞という概念もまた、バーネットらの「クローン選択説」（章末コラムを参照）だけでは説明できない、アレルギーや自己免疫疾患などを解説するために提唱されたものだった。

「クローン選択説」では、さまざまな異なる特異性を持った受容体によって特徴付けられたリンパ球のコレクションがあり、その中で、自己に反応しないクローンが選択的に残ったとされる。これに対してガーションらは、免疫系を選択的に無力にする「免疫寛容」が生み出されるのは、外部から取り込んだ抗原に基づいて、自己に反応するT細胞の免疫を抑制するサプレッサーT細胞が現れるためだとする、二元論的な仮説を立てたのだ。その後の研究が進み、サプレッサーT細胞の存在は否定され、これを使って「免疫寛容」を説明することは完全に誤りだったことがわかった。

しかし、当時の時代背景を考えると、このことを批判するのはあまりに酷なように思える。サプレッサーT細胞の研究が全盛を極めていた一九八〇年代初頭には、分子生物学的な研究手法はいまだ発展途上にあり、分子マーカーや遺伝子できちんとサプレッサーT細胞を同定して、定義することはできなかった。技術的な未熟さなどから、それは無理もないことだったともいえる。

その当時は免疫学が注目を浴びており、成果を焦るあまり、我先にという競争が熾烈《しれつ》化し、「見えないもの」を見えたと思い込んでしまったのではないだろうか。そこに、「wishful thinking（希望的観測）」の側面がなかったとはいえない。分子生物学の時代に入った時に、その流れに堪えきれなかったのだ。

私たちは、サプレッサーT細胞の二の舞を踏んではいけないと考えて、Tレグを研究する際は、分子的な解析を積み重ねていくように心がけてきた。より特異的な細胞表面分子の探索を進め、最終的に遺伝子レベルでその分子機構を解明することを目標に掲げてきた。

振り返ると、私が一九八三年に博士号を取得し、本格的にTレグの研究にのめり込んでいった時代は、サプレッサーT細胞が隆盛から一気に崩壊しつつあった頃と重なっている。タイミングとしては最悪の〝冬の時代〟だった。

私が一九八五年に、胸腺を摘出する代わりに、正常な個体からT細胞の亜集団を直接に除いても自己免疫疾患が起こるという論文を出すと、「まだそんなことをやっている研究者がいるのか」と冷ややかに受け止められ、評価を受けるどころか、免疫学界から〝無視〟された格好だった。それでも、自己免疫疾患を抑えるT細胞は確かにある。自分がやっていた実験は重要であると信じていた。自己免疫疾患の発症メカニズムをきちんと説明できる概念を突き止めたい、それだけを考えていた。

## ▼救世主はサプレッサー嫌いの大物

冬の時代は一〇年近く続いた。Tレグの研究で着実に成果を積み重ねていったものの、まだまだ懐疑的にみる研究者が多かった。ところが、幸運なことに、思いがけない〝救世主〟が現れた。

米国立衛生研究所（NIH）傘下の国立アレルギー・感染症研究所（NIAID）のシェバック（Ethan Shevach）である。米国の免疫学界の大御所であり、一九七〇年代には細胞性免疫の研究に熱心に取り組み、ノーベル賞に価するような業績を挙げていた。

七〇年代初頭、抗体を産生するB細胞の他に、抗体のみでは説明ができなかった生体防御免疫反応を担う存在として、胸腺内で発生・分化するリンパ球（T細胞）が注目されはじめていた。世界中でT細胞の機能に関するさまざまな研究が進められ、主要組織適合遺伝子複合体（MHC）の存在などが明らかになりつつあった。しかし、T細胞による特異的な抗原認識に関しては、まだほとんどわかっていなかった。T細胞が抗原を認識するための分子として、T細胞受容体（TCR）の存在は予測されていたが、その実体は捉えられていなかった。

実は、シェバックはこれに先立ち、ヘルパーT細胞が抗原認識する際にはマクロファージ系の抗原提示細胞の関与が必須であり、この際にはクラスⅡMHC分子による拘束があるという報告をしていた。

「MHC拘束」とは、ヘルパーT細胞が抗原を認識する際は、同時に自己のMHC抗原も認識しているという現象である。そしてシェバックは、この細胞間相互作用において、免疫応答遺伝子の効果が発揮されることを示した。これはすばらしい仕事で、細胞傷害性T細胞（キラーT細胞）とMHC抗原に関する研究で一九九六年にノーベル生理学・医学賞を受賞したツィンカーナーゲル（Rolf Martin Zinkernagel）、ドハーティ（Peter Charles Doherty）らに匹敵する成果だった。

しかも、シェバックは、非常に洞察力に富んだ研究者であり、きちんと物が言える。その点でも尊敬を集めていた。

私が一九八三年にジョンズ・ホプキンス大学に留学していた頃から、シェバックは米国免疫学会誌『The Journal of Immunology』の編集長だったが、曖昧なサプレッサーT細胞が大嫌いで、それを取り上げた論文が投稿されてくると、ことごとく掲載を拒否していた。

当時シェバックは、免疫抑制薬と自己免疫疾患の関係について研究をしていた。骨髄移植を行った際に、T細胞に特異的に作用する免疫抑制薬であるシクロスポリンAを投与し続け、途中で中断すると、自己免疫疾患が起きるという現象を調べていた。本来であれば、免疫を抑制するシクロスポリンAが原因となって免疫系が自己を激しく攻撃するという現象は、不可解極まりないものだった。

私はシクロスポリンAと自己免疫についての論文に触発され、自己免疫疾患はTレグに作用する化学物質によっても引き起こされることを証明するための動物実験にシクロスポリンAを使ってみた。実際に、生まれたてのマウスにシクロスポリンAを注射してみたところ、胸腺を摘出した時と同じように自己免疫疾患を発症したのだ。

一九九二年に私たちがその論文を発表すると、それに気付いたシェバックは、「いまだに胡散臭いことを言う連中がいるから、本当かどうか確かめるように」と、自分の研究室の博士研究員に追試させた。すると意外なことに、本当に自己免疫性の炎症を再現できるという結果が出てきたのだ。シェバックの実験では、免疫抑制薬シクロスポリンAを大量に投与したことで、もともと存在していたTレグが減少してしまい、自己免疫疾患が起こったと考えられる。

次に、私たちが一九九五年に出した重要論文は、胸腺にもとから存在するTレグのマーカーとしてCD25分子が特異的であるという内容であった。実は、その実験で用いたCD25に対するモノクローナル抗体は、シェバックの研究室で作られたものであった。こうして二重の意味で私たちと因縁が生まれたことから、彼はもはや私たちの研究を無視できなくなっていた。

こうした宿命的なことが科学の現場で起こるのは不思議ではないが、とりわけシェバックは慧《けい》眼《がん》の持ち主で、しかも目配りが利いていた。彼の優れたところは、私の仕事に注目するようになると、マウスの胸腺を取るという実験から始めて、研究員に私の実験をすべて追試させたことだ。そして、きっちりと再現できることがわかると、それは本当だと確信するようになり、そこからTレグの研究にのめり込んできた。

Tレグのマーカーが CD25分子であると同定した論文も、重大さに気付いたシェバックが追試して、独自に研究を進めていた。その頃Tレグに着目していたのは、シェバックを含めて、まだごく一部の研究者にすぎなかった。

米国免疫学会の中でサプレッサーT細胞に強固に反対していた人物が、「免疫系を抑制するT細胞」の伝道者へと〝改宗〟したことは、学界では大きな驚きを持って受け止められた。その後シェバックは、あちこちで講演するたびに、その経緯を吹聴してくれた。

シェバックが言うのなら本当かもしれないと思う人が出てきて、一九九〇年代末から何となく風向きが変わってきた。Tレグの評価が徐々に高まり、二〇〇〇年以降、関連する論文が世界中から出てくるようになって、状況が一変してきた。

科学は、本当のことは本当だと皆が認めなくてはならない世界である。しかし、やはり、その時代の空気がある。一時期は私の仮説を支持するのは危険だという空気が出来上がってしまっていた。あれから何十年も経って、「あの時、お前を研究室に採っておけばなあ」などと言う米国の免疫学の大御所もいる。臆することなく私の説を検《あらた》めてくれたシェバックこそは、本物の研究者だった。遅れてやってきたシェバックは、Tレグに日が当たるようにしてくれた恩人といえるが、当然ながら、研究面ではよきライバルともなった。

## ▼生理的な免疫自己寛容が治療につながる

一九九五年頃は、CD25こそは、Tレグの最も信頼性の高いマーカーだと考えられていた。正常マウスの末梢組織のヘルパーT細胞（CD4陽性T細胞）のうち、CD25陽性T細胞はたかだか五〜一〇%を占めるにすぎない。にもかかわらず、そのCD25陽性T細胞を除去するだけで、さまざまな自己免疫疾患を誘導することができたからだ。

正常な胸腺は、T細胞の表面にCD25分子とCD4分子を共に発現した「CD25陽性CD4陽性T細胞（Tレグ）」を、機能的に成熟した状態で常時産生している。

普通のT細胞は、T細胞受容体（TCR）に入った抗原刺激によって、活性化され増殖する。Tレグも、生体内では抗原刺激により増殖するようになる。しかし、試験管内のTレグは、抗原刺激で活性化されるのに増殖しない。こうした生体内と試験管内における差はまだきちんと解明されていない。生体内のTレグは、やみくもに免疫応答を抑制しているわけではない。炎症によって組織が破壊されると、漏れ出た自己抗原に対する感受性が高いTレグは、その刺激で容易に活性化され自己反応性T細胞を迅速に抑制するのだ。

その機構の解明のためには、Tレグで働く遺伝子を解明しなければならなかった。CD25の発見にいつまでも喜んでいるわけにはいかなかった。シェバックをはじめとする一流の免疫学者たちがTレグの研究に次々に参入していたからだ。私たちの次なるミッションは、Tレグを支配する遺伝子を見つけ出すことだった。

その詳細は第五章で説明するが、その前に「免疫自己寛容」についてここで整理しておきたい。実は、「免疫自己寛容」を作り出している機構は、Tレグ以外にも複数存在する。私たちヒトの免疫系は、致死的な感染症の原因となるウイルスや細菌をねじ伏せる強力な力を持っている。しかし、この機構が異常を来し、自己の細胞に向かった場合、自己免疫疾患などの深刻な事態を招く。それゆえ、免疫系の暴走を食い止めるために、私たちの体には幾重もの防護手段が備わっている。具体的には次の三つの手段だ。

①胸腺における自己反応性T細胞の排除……［壊す］
②自己反応性T細胞の不活化（免疫不応答、アナジー）……［黙らせる］
③Tレグによる抑制……［抑え込む］

以下、順に説明していこう。

①胸腺における自己反応性T細胞の排除……［壊す］

最初の防御機構は、胸腺に備わっている。ヒトの体内では大量の未熟なT細胞が作られるが、そのすべてが免疫応答に使われるわけではない。未熟なT細胞の中には、自己の細胞に敏感に反応して攻撃を加えかねないものや、自己の細胞はおろか病原体にも全く反応しないものが存在する。こうした過激すぎるT細胞や鈍感すぎるT細胞には、強力であると同時にある意味危険な免疫応答を任せられない。そこで、自己と非自己を峻別《しゅんべつ》し、非自己にのみ反応する、適度な反応ができるT細胞が選ばれる。

その判定を下すのは胸腺の上皮細胞である。その細胞表面にはMHC分子が発現しており、「自己」の成分に由来する抗原（自己抗原）との結合体を作っている。胸腺上皮細胞は、未熟なT細胞に、その表面にあるT細胞受容体（TCR）を介して、この「MHC－自己抗原の複合体」を認識させる。この際、自己抗原に対して強く反応する幼弱なT細胞があれば、その刺激により細胞死（アポトーシス）が起きる。巧妙にも遺伝子には、「過激なT細胞」は自動的に自死するようなプログラムが仕組まれているのだ（図4－1）。これは、胸腺におけるT細胞の「負の選択（ネガティブ・セレクション）」と呼ばれる。

また、自己のMHCを全く認識できないような「鈍感なT細胞」は、アポトーシスは起こさないものの、無用とみなされ、成熟するステップに進むためのシグナルが得られず、最終的に死ん

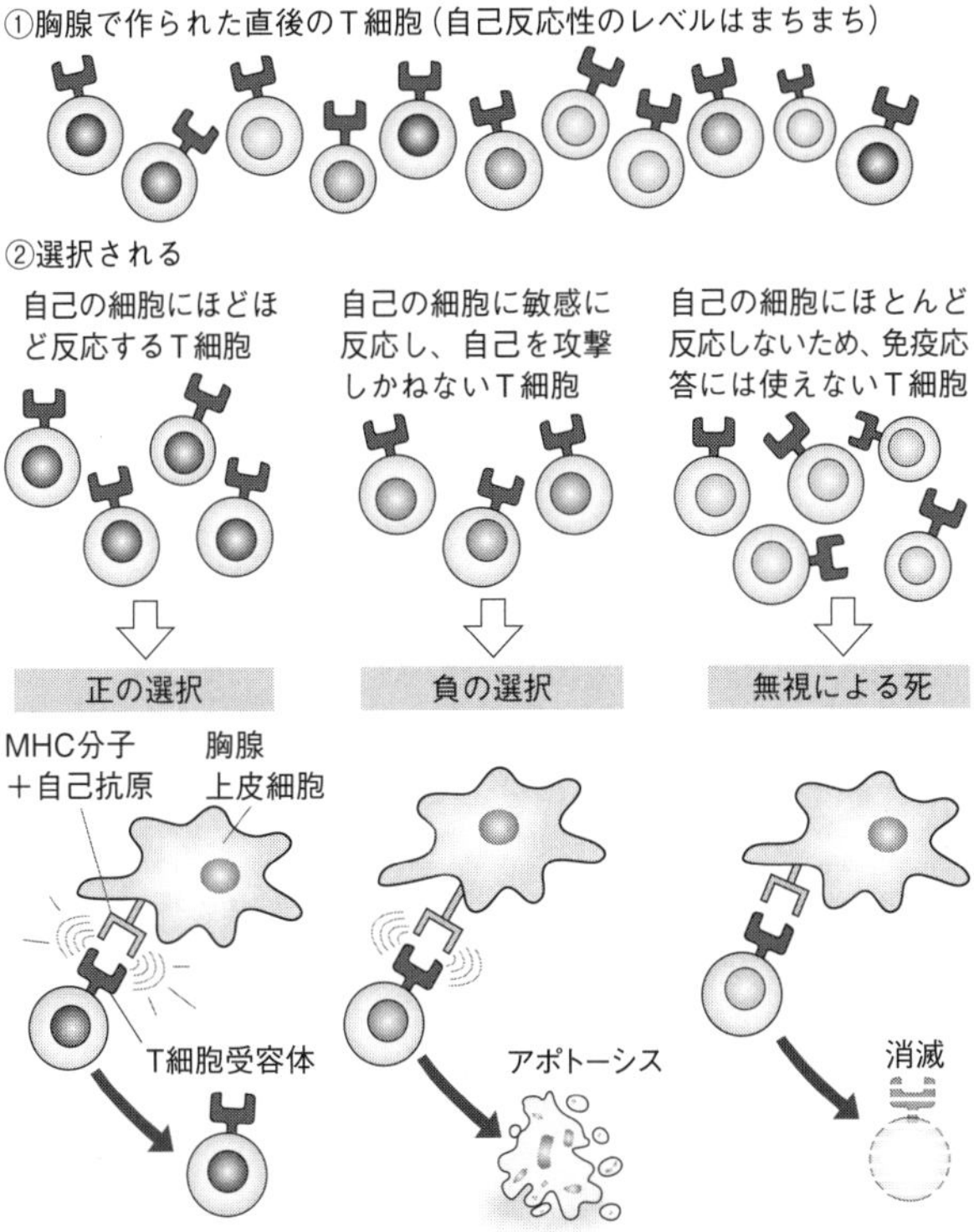


『もっとよくわかる！ 免疫学』（河本宏 著）より転載に際し改変

**図4-1　胸腺における自己反応性T細胞の排除の仕組み**

でしまう。これを「無視による死」という。

最終的に自己抗原に対して、弱いがある程度の強さで反応するT細胞クローンだけが選抜される。これを「正の選択（ポジティブ・セレクション）」という。「正の選択」を受けたT細胞は、自己のMHC分子の上に載った異物抗原のみを認識するようになる。これが、一九九六年にノーベル賞を受賞したツィンカーナーゲルとドハーティが発見したMHC拘束性である。

しかしながら胸腺において、厳しい選別が行われるにもかかわらず、自己反応性T細胞は完全には排除できない。これはT細胞受容体と「MHC-自己抗原の複合体」との結合の強さ（親和性）は、デジタル信号のような明確なものではなく、連続的に変化している量であるため、相対的に自己反応性が「強い」T細胞はある程度生き残ってしまう。つまり、「負の選択」では、自己反応性T細胞を完全には排除できない。防御網をすり抜けてしまう自己反応性T細胞は少なからず存在する。

②自己反応性T細胞の不活化（免疫不応答、アナジー）……［黙らせる］
胸腺の「負の選択」を免れた自己反応性T細胞が末梢組織に移動すると、自己の細胞を攻撃する恐れがある。そこで、二番目の防衛ラインとなるのが、血管とリンパ管である。脳や脊髄などでは、血管やリンパ管は物理的なバリアとなって、自己を攻撃する免疫細胞が正常組織に侵入す

るのを防いでいる。だが、この物理的な隔離も完全ではないので、組織が損傷を受けたりすると、自己反応性T細胞が入り込んでくることがある。

その際に働くのが、ヘルパーT細胞を不活化してアナジー（免疫不応答）状態にし、免疫に応答しないようにするメカニズムである。

実は、ヘルパーT細胞が活性化されるには、TCRによる抗原提示細胞からの抗原認識（シグナル1）だけでは不十分である。T細胞の表面には、T細胞抗原認識受容体の他に、副刺激分子（補助刺激分子）と呼ばれるタンパク質が存在する。

詳しくは第五章で説明するが、ヘルパーT細胞の活性化には、一つ目の刺激伝達（シグナル1）に加えて、副刺激分子であるCD28が、抗原提示細胞に発現するCD80あるいはCD86と結合することで得られる刺激伝達（シグナル2）もなくてはならない（図4-2）。二つのシグナルが揃《そろ》うことで、ヘルパーT細胞は初めて活性化される。もしこの副刺激が欠ければ、ヘルパーT細胞が抗原を認識しても、B細胞は抗体を産生しなくなる。こうなると、ヘルパーT細胞は活性化されないだけでなく、再び同じ抗原に出会った時にも反応できない状態が作り出されることになる。すなわち、免疫不応答、アナジーの状態になる。

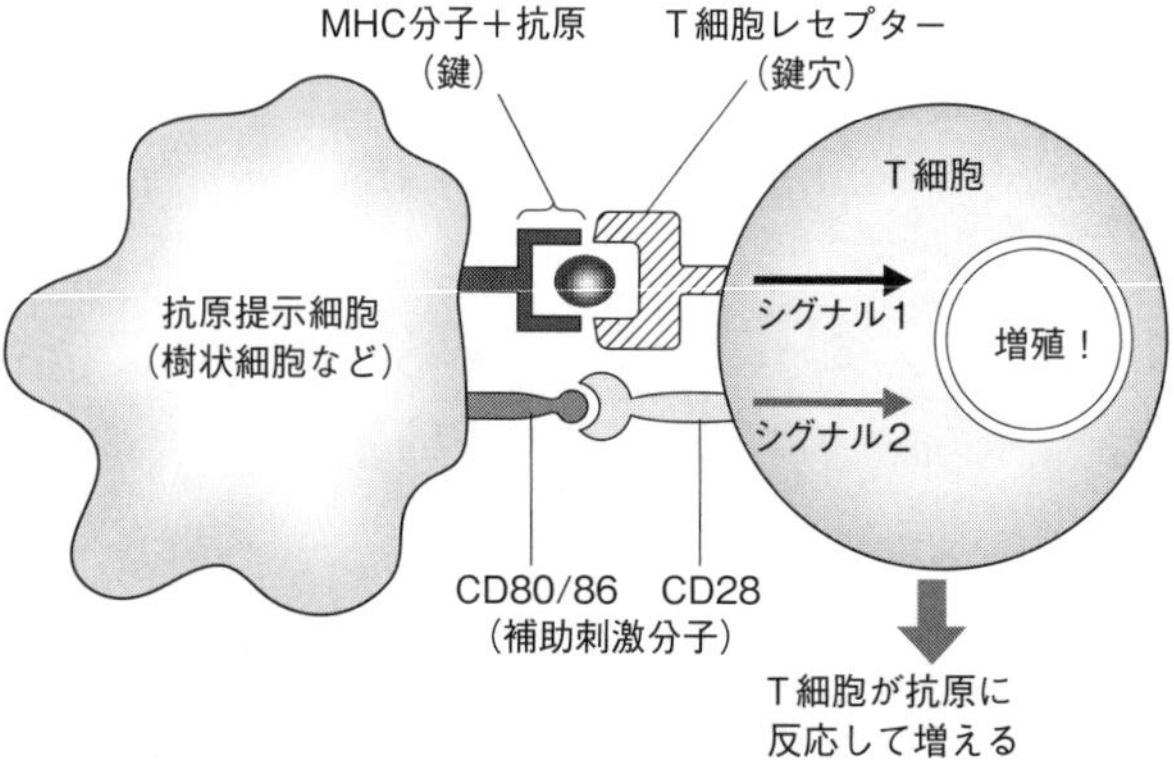


**図4-2**　T細胞が増殖をするためには、抗原提示細胞からの抗原特異的シグナル（シグナル1）だけでなく、補助刺激分子を介して入る補助シグナル（シグナル2）が必要で、この２つが揃ったときに初めてT細胞の増殖が始まる
（ブルーバックス『免疫と「病」の科学』（宮坂昌之・定岡恵 著）116ページより転載に際し改変）

③Tレグによる抑制……［抑え込む］

①と②の防御機構をもってしても、すべての自己反応性T細胞を排除しきれない。そこで、より積極的な防御となるのが、自己を攻撃する免疫細胞を破壊したり、自己に反応できないように無力化したりする方法である。

とりわけTレグによる防御は、最も重要だと考えられている。Tレグは、もともとは胸腺における「正の選択」を受けたT細胞であるが、その中でも比較的、自己の細胞と親和性が高いT細胞に由来する。Tレグは、その表面に免疫を抑制する分子を発現させて、抗原提示細胞に取り付き、その活動を抑制したり、増殖にブレーキをかけたりする（その詳細は第五章で解説する）。

①胸腺における自己反応性T細胞の排除、②自己反応性T細胞の不活化（免疫不応答、アナジー）が、どちらかというと予防的な制御機構であるのに対して、③のTレグによる免疫抑制は積極的なのが特徴である。自己免疫疾患を誘発しかねない危険な自己反応性T細胞は、正常個体中にも存在しているが、それらの活性化・増殖は、Tレグによって力強く抑制されているのである。

実際の免疫制御においては、ここに挙げた①〜③の複数の制御機構が、異なるレベルで、さまざまな程度に関与しているものと思われる。さらに、それぞれは補完的に作用し合い、総体として免疫自己寛容の安定な維持に貢献していると考えられている。その中でTレグによる免疫抑制は、その異常が自己免疫疾患に直結するので重要である。

## ▼ついに分子的メカニズムの解明へ

話を一九九五年に戻そう。Tレグに特異的な分子マーカーのCD25が発見できたことで、私たちの研究は次なるステージに進んだ。目標は、Tレグがいかにして免疫応答を抑制しているのか、そのメカニズムを分子レベルで解明することである。

研究を始めた時点から、「免疫自己寛容の維持、自己免疫疾患の発症阻止にとって、本質的に重要なメカニズムとは何か」と自問自答してきた。

免疫抑制の要素還元的な分子機構を解き明かし、自己免疫疾患の原因、発症機構を明らかにできれば、「あるメカニズムが破綻すると、たとえ他のメカニズムが正常であっても、なぜ自己免疫疾患の発症に至るか」を理解できるはずだ。

そして念願だった、Tレグの臨床応用への可能性も見えてくる。当時の研究の中心は、マウスを対象にしたもので、ヒトを対象にした研究には着手したばかりだった。ただ、ヒトにおいても、マウスのTレグ（CD25陽性CD4陽性T細胞）と機能・表現型の上で相同（発生学的に同一起源）のT細胞が存在することがわかっていた。マウスのTレグの特性を解明していけば、ヒト自己免疫疾患の原因、発症機構、治療法を考える上で新しい視点を提供してくれるだろうと期待し、以下のような仮説を立てた。

①Tレグは機能的に安定な細胞集団を形成し、発生学的にもプログラムされている
Tレグは、「胸腺－末梢」を通じて機能的に安定な細胞集団、細胞系列を形成している可能性が高かった。必然的に、その個体発生は発生学的にプログラムされていると推測された。そう考えると、自己免疫疾患は、免疫不全症（生体の免疫防御機構が破綻した病態）と同じく、機能的、発生的に区別される特定のリンパ球集団の先天的・後天的、また量的・機能的不全症と捉えること

ができる。

②自己免疫疾患の直接的原因は、罹患した臓器の抗原提示細胞ではなく、Tレグの異常にある

従来は自己免疫疾患の直接的原因は、標的となる抗原が存在する臓器側の細胞の異常と考えられてきた。たとえばウイルス感染で臓器細胞が傷害され、自己抗原が異常に提示された結果、自己反応性T細胞が活性化される、といった具合だ。しかし、Tレグの存在が確認できたことで、T細胞側、特にT細胞制御の異常が原因である可能性が高まった。

もし、この仮説が正しければ、Tレグの産生、生存、機能に影響を与えるものは、遺伝的異常であれウイルス感染であれ、自己免疫疾患の直接的原因となり得る。この場合、臓器特異性（どの自己抗原が標的となりやすいか）は、どのような自己反応性T細胞が活性化されやすいかによる。これは宿主のT細胞のレパトア（異なる抗原特異性を持つTCRにより特徴付けられたリンパ球のレパートリー）と抗原提示能によって決まる。また、それを規定するのは、主として宿主のMHC遺伝子および非MHC遺伝子の多型性である。

簡潔にいえば、自己免疫疾患が起きるのは、免疫系に異常があるためで、どの臓器が傷害を受けるかは、その人の免疫応答性、特に遺伝的な背景によるということだ。

③自己免疫疾患の治療にTレグを使える可能性がある

自己免疫疾患では、体内に標的自己抗原が存在する限り、自己反応性T細胞は攻撃を続ける。自己免疫疾患の細胞治療として、活性化（エフェクター）T細胞をいったん可能な限り除去した後に、Tレグを移入すれば、前駆細胞から自己反応性エフェクターT細胞への分化・増殖を阻止でき、生理的な免疫自己寛容を回復できると考えられた。

さらに、このようなTレグの操作は、自己免疫疾患の治療のみならず、がん細胞に対する腫瘍免疫の誘導、臓器移植の拒絶反応を抑制する免疫寛容の導入、アレルギー反応の抑制にも適用できるのではないか。

Tレグのメカニズムの解明が進めば、ここに挙げた三つの仮説も証明されるはずである。それはT細胞の免疫抑制機構の解明と同時に、臨床治療への可能性も拓《ひら》くはずであり、応用範囲の広がりに胸躍る気分だった。

※1　サプレッサーT細胞は、Ly抗原では、$Ly1^-Ly2^+$T細胞（CD8陽性T細胞）で、Tレグは、$Ly1^+Ly2^-$T細胞（CD4陽性T細胞）だった。

※2　シェバックと一緒に追試実験を行った研究者は故国スウェーデンに帰り、自分の研究室を立ち上げた。彼女の最初の学生は、制御性T細胞の研究で学位を取得後、博士研究員として私の研究室で数年研究した。彼女もその後スェーデンに帰り自分の研究室を開き、その最初の学生は制御性T細胞の研究で最近学位を取得した。何代にもわたり研究が継続しているのが嬉しい。

# 「クローン選択説」

クローン選択説を唱えたバーネットが免疫寛容の研究に入り込むきっかけは、オーストラリア軍から一九一八年に大流行したインフルエンザ(スペイン風邪)ウイルスを研究するように要請されたことだった。バーネットは、ニワトリの成鳥にインフルエンザウイルスを注入すると抗原特異的な抗体が産生されるが、発育中の鶏卵の胎児への接種では抗体は産生されないという事実に注目した。同様にして、ヒツジの赤血球あるいはバクテリオファージの抗原を発育鶏卵中の胎児(発育鶏胎)に注入しても、抗体は産生されなかった。

一九三八年には、トラウブ(Erich Traub)がマウスでよく似た観察結果を報告している。リンパ球性脈絡髄膜炎ウイルス(lymphocytic choriomeningitis virus:LCMV)に感染したマウスのコロニーにおいて、出生時にLCMVに感染しているマウスは、その後LCMVに対する抗体を産生せず、ウイルスも持続的に検出できた。一方、LCMVに感染していないコロニーで成体マウスにLCMVを感染させると重症の感染症状を呈するが、回復すれば血中に抗体を産生し、LCMVに対する免疫が備わる。

そして一九四五年、遺伝学者オーウェン（Ray David Owen）が『Science』誌に発表した研究は、これらの結果と共通しており、バーネットはこれに触発されて、一九五七年に「クローン選択説」を提唱するに至るのである。オーウェンの論文のあらましはこうだ。

ウシの双生児には二卵性が多い。中でも、雌雄の組み合わせで生まれた双子の雌は、通常不妊となって子を生まない。オーウェンは、フリーマーチンと名付けられていたこの雌に着目した。雌雄一対の二卵性双生児のウシの場合、受精卵は遺伝的に異なる別個体であるにもかかわらず、互いの皮膚を移植しても、移植片に対する拒絶反応は起こらない。二頭のウシの血液中にある抗原を調べてみても、ほとんど一致していることがわかった。オーウェンはその理由は、母胎の一つの胎盤を共有して血液細胞が混じり合い、それが成長した後も持続しているためだと考えた。雌ウシの不妊の原因は、雌の染色体に加えて、胎内にいた時に混入した雄の染色体もあわせ持っていることに由来するのではないか、というものだった。

こうして、バーネットは、「抗原を個体の誕生前に投与すれば免疫寛容を人工的に作り出せる」とする仮説（クローン選択説）を発表した。免疫系が未発達である胎生期に抗原が導入されると、成熟後も、その抗原に対する受容体を持つリンパ球は増殖できなくなると考えたのだ。

この「クローン選択説」は、画期的な学説だった。自分の成分に対して反応するリンパ球が出てくるかもしれないが、それは破壊されることになる。

つまり、バーネットは、免疫反応が起こらない「免疫寛容」という状態が、後天的に作れるのではないかと考えたのだった。彼は、「免疫寛容」は、遺伝的、生来的に決まっているものではなくて獲得的なものであるという、免疫学の新しい概念を確立した。

しかし、バーネット自身は、免疫寛容が人為的に導入できることを実験的に証明しようと試みて失敗している。インフルエンザウイルスを注入した鶏卵から生まれた成鳥にインフルエンザウイルスを接種すると、抗原特異的な抗体が正常に産生されたのだ。これは、恐らく、発育鶏胎に接種されたインフルエンザウイルスは、一定期間後に排除されてしまったためだと考えられており、先のLCMVに遷延感染したマウスやウシの双生児の実験とは異なる結果となってしまった。

バーネットが概念化した「免疫寛容」の獲得性の証明には、英国の生物学者メダワー（Peter Brian Medawar）の実験を待たねばならなかった。メダワーは一九五三年、移植に伴う拒絶反応の研究によってバーネットの仮説を裏付けたのである。

第二次世界大戦中、重度の熱傷を負った兵士に対する治療として皮膚移植の研究に携わったことが、メダワーの免疫学研究の出発点となった。当時、他人の皮膚を移植しても生着しないことが経験的に知られていたが、そのメカニズムは不明であった。メダワーは、免疫系がウイルスや細菌を攻撃するのと同じように、移植片に対しても免疫反応が起こっていることを示した。

続いてメダワーは、バーネットが触発されたオーウェンの観察にヒントを得て、マウスで実験的に免疫寛容が導入可能であるかを探った。

メダワーらは、遺伝的に均一な純系マウスを用いた実験で、褐色の皮膚を持つCBA系統の妊娠したマウス（妊娠一五～一六日）の胎児に、白色の皮膚を持つA系統マウス由来の生細胞（脾臓細胞、睾丸細胞など）を移入した。すると、そのようなマウスが成体となった後に、A系統マウスの皮膚片を移植しても、拒絶反応は全く起きなかった。後天的な「免疫寛容」が起こったのだ。オーウェンのウシの双生児間における皮膚移植と同じ状態が再現できたのである。胎生期あるいは出産後二四時間以内という早期に、抗体産生組織に「非自己」を接触させると、この抗体産生細胞はそれを「自己」の細胞と認識するようになり、「免疫寛容」の状態が成長後も維持されたのだった。

バーネットとメダワーは一九六〇年、「後天的免疫寛容の発見」によってノーベル生理学・医学賞を受賞した。

実のところバーネットの「クローン選択説」は、イェルネの「自然選択説」にヒントを得たものである。イェルネが一九五五年に提唱した説は、以下の通りである。抗原と反応する抗体は自然状態であらかじめ少量存在し、抗原はそれと反応する抗体を選択して増やす。また、一つのリンパ球は一種類の抗体だけしか産生しない。この業績により、第三章で詳述したモノクローナル抗体の作製方法を開発したケーラー（Georges Jean Franz Köhler）、ミルスタインと共に、一九八四年のノーベル生理学・医学賞を受賞している。あくなき探究心こそが発見の力になることの好例だろう。

## 免疫学を発展させた「クローン選択説」

一九世紀末から二〇世紀初めにかけて、免疫反応は血清を材料にして研究していたことから、「血清学」とも呼ばれていた。これが「免疫学」として大きく開花するのは、バーネットの「クローン選択説」に至ってからである。

実は、オーストラリアの学会誌に発表された際、この説は当時としてはあまりに斬新すぎて、批判も多かったとされる。しかし、「クローン選択説」は、抗体産生のメカニズムだけではなく、抗体の多様性、分化と成熟、免疫寛容、さらには免疫記憶にまで言及しており、現代免疫学の基盤を支えるものとなった。

バーネットが、自己の細胞や抗原に対しては免疫反応を起こさないという「免疫自己寛容」を発表した当時は、「自己に反応するリンパ球は体細胞の突然変異で出現するもので、自己免疫が起こるにしても、それは例外的である」と理解されてきた。

バーネットは、自己免疫疾患が免疫寛容機構の破綻によって説明できるかに興味を移し、溶血性貧血を自然発症するNZBマウスを用い、胸腺の異常と自己免疫疾患の関連に研究の焦点をシフトさせていった。

やがて、昔は原因不明とされてきた多くの病気は、実は自己免疫が原因であるということが徐々に明らかになるにつれ、「例外的である」と簡単に片づけられるものではなく、何かのきっかけで相当な頻度で起こり得るものであるという考えに変わってきた。多発性硬化症や1型糖尿病、関節リウマチなどは、そうした病気の代表例だ。

## 中枢的免疫寛容から末梢性免疫寛容へ

バーネットとメダワーは、動物の発生初期に抗原に接触すれば免疫寛容が誘導できるとしたが、一九五九年、レダーバーグ（Joshua Lederberg）は、免疫寛容は、個体の発達時期ではなく、リンパ球の発生段階に誘導されることを示唆した。すなわち、成体であっても未熟な発生段階にあるリンパ球（骨髄B細胞、胸腺T細胞）には免疫寛容が誘導できる可能性を示した。これはすなわち、胸腺における「正の選択」「負の選択」を指し、現在では「中枢性免疫寛容」と呼ばれているメカニズムである。

また、バーネットとメダワーによる免疫寛容の獲得性の発見は、「自己」「非自己」の区別もまた獲得的であり、生来的に決まっているものではないことを意味する。

今日では、「リンパ球の自己反応性は生理的に見られるものだが、それが慢性的な自己組織の破壊、すなわち自己免疫疾患を起こすのを阻止する（複数の）メカニズムがある」と、捉えられるようになっている。

そして、自己の成分に反応する免疫細胞（リンパ球）は、まず、胸腺で成熟する段階で、負の選択（ネガティブ・セレクション）によって排除される。それを逃れて末梢組織に行ったものが、何らかの遺伝要因もしくは環境要因によって活性化されると、自己免疫疾患を発症するのではないかと考えられるようになった。

時を経て一九八〇年代には、T細胞抗原受容体に対するモノクローナル抗体などが作製できるようになり、クローン排除による中枢性の免疫自己寛容機構が実験的に明確に示された。

同時に、多くの自己反応性リンパ球、特に自己免疫疾患を起こし得る自己反応性T細胞が、「中枢性免疫寛容」をすり抜けて健常人の末梢組織に存在することも明らかになった。二〇〇〇年代に入ると、Tレグによる抑制的制御のような「末梢性免疫寛容」機構の重要性も、広く認識されるようになっていったのだった。

# 第五章 Foxp3遺伝子の発見

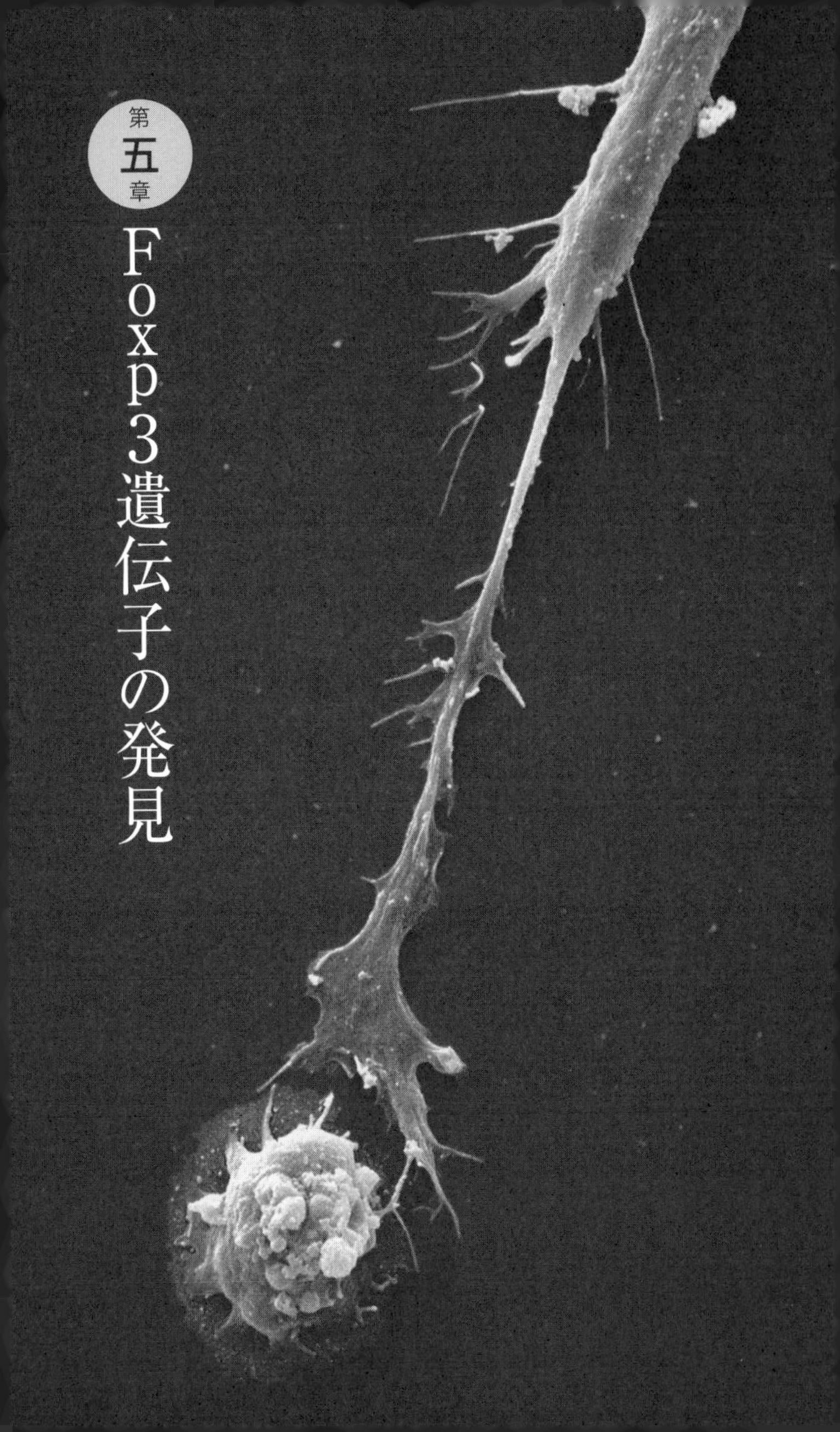

## ▼とにかく論文を出せ

一九九〇年代半ばまでは、マウスを使って、胸腺そのものを取り除いたり、あるT細胞の亜集団を除いたりすることで、自己免疫疾患が起きるかどうかを確認する実験をしていた。しかし、そうした動物実験は、結果が出るまでに二、三ヵ月必要で、手間と時間がかかりすぎた。

そこで、次は試験管内の実験により、マウスで見られた現象と同じことを起こせないかを試してみることにした。試行錯誤の末、免疫系の抑制が起きているかどうかを一週間以内に判定できる実験系を作り上げた。そして、試験管内においても、制御性T細胞（Tレグ）の濃度を徐々に変えることによって、免疫系の抑制効果を変えられるという実験結果を得ることができた。

Tレグの機能は試験管内でも確認できるという成果には自信があったので、『Science』などの名だたる学術誌に投稿した。しかし、次々に落とされ、なかなか採択されなかった。

そうこうするうち、驚いたことに一九九八年、『The Journal of Experimental Medicine』誌に、シェバックらの論文が掲載された。それは、試験管内の実験系で、Tレグ（CD25陽性CD4陽性T細胞）が、サイトカインの一種であるインターロイキン2（IL-2）産生を阻害し、これによりT細胞の活性化を抑えられることを実証した研究結果であった。これは、Tレグが、自らの細胞を攻撃する自己反応性のT細胞が働かないように作用していることを証明する見事な成果であった。

シェバックらが、私たちと同じように試験管内でTレグの働きを確認する実験系を作り上げていたことを知って、私たちはとても驚いた。とにかく、その年のうちに、自分たちの論文も発表しないと出遅れてしまう。まずは日本免疫学会の英文学会誌である『International Immunology』誌に慌てて投稿し、掲載にこぎつけた。

## ▼関節リウマチのモデルマウスを携え京大に

私は、またも研究の場を移すことになった。

一九九八年、京都大学の胸部疾患研究所と生体医療工学研究センターが改組・統合して、新たに再生医科学研究所（Institute for Frontier Medical Sciences）が誕生した。私はその生体機能学研究部門生体機能調節学分野の教授として母校に迎えられた。

これは、Tレグが高い評価を受けたためというわけではなかった。後になって、京大は別の業績を評価して採用してくれたのだと聞かされた。実は、私たちの研究室には、Tレグと並び、もう一つ研究の柱があった。自己免疫疾患のモデル動物の開発だった。

世界の人口の約一％（日本では人口の〇・六％で約七〇万人）が罹っているという関節リウマチには、ヒトの病気と類似した病態を自然発症するモデル動物がなかった。私たちはある時、飼育し

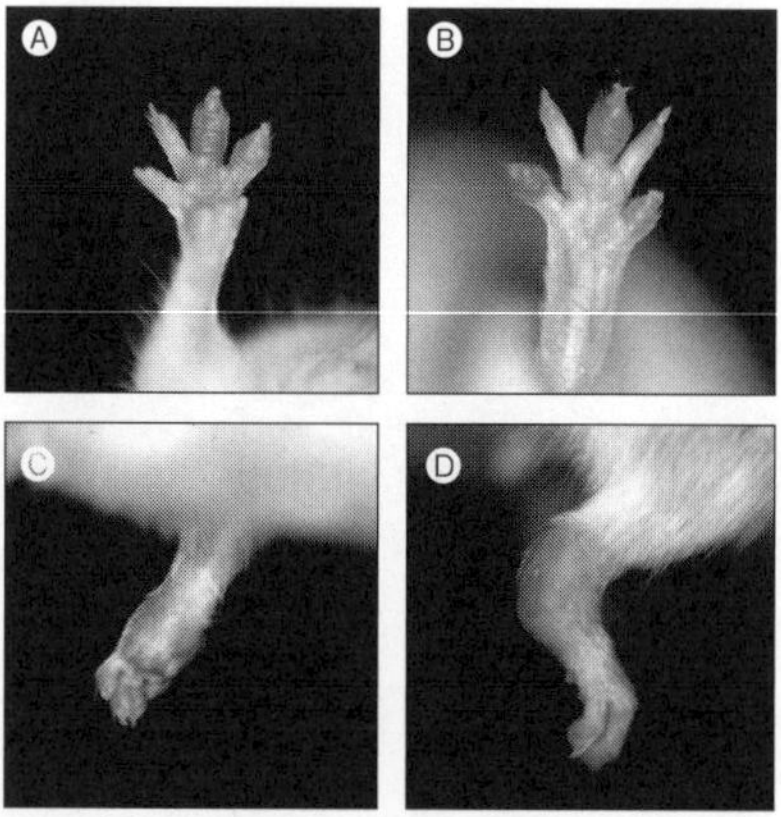

**図5-1　SKGマウスの関節炎の肉眼所見**

A：3ヵ月齢SKGマウス前肢指間関節の腫脹（第2、3指の腫脹、第4、5指は正常）
B：後肢指間関節の腫脹（第1、3、5指の腫脹、第2、4指は正常）
C：6ヵ月齢SKGマウス手関節の腫脹
D：同足関節の腫脹

ていたマウスのコロニーの中に関節の腫れているマウスを見つけ、それを兄弟交配して、単一遺伝子の異常によって慢性自己免疫性関節炎を自然発症するモデルマウスの系を確立していた。私の名前（Sakaguchi）に因んでSKGマウスと名付けられ、現在世界で広く使われている。

　SKGマウスに生じる関節炎は、ヒトの関節リウマチに病理学的、免疫学的に酷似していた（図5－1）。そこで、その原因遺伝子を同定するために、ポジショナルクローニングという手法を用いることにした。これは、異常のある個体の染色体を正常個体のものと詳細に比較して、特有な染色体の欠損領域を同定した後、その遺伝病で欠損している領域のDNA断片をクローニングして塩基配列を調べ、その領域に含まれる遺伝子を同定していく方法である。余談だが、この手法を一九八〇年代後半に開発したのはコリンズ（Francis S. Collins）で、神経変性疾患であるハンチントン病やパーキンソン病をはじめ、一〇〇〇を超える疾患の原因遺伝子を明らかにした。ノーベル賞の呼び声も高い画期的な研究である。

さて、私たちはこの手法により、SKGマウスの関節炎の原因遺伝子が、T細胞刺激伝達系の主要分子であるZAP－70遺伝子であることを突き止め、二〇〇三年『Nature』誌に発表した。ZAP－70遺伝子の変異がもたらすシグナル異常は、胸腺における自己反応性のT細胞を選択する際の閾値《いきち》を変化させる。アポトーシス（細胞死）させる選別基準が緩くなったことにより、本来は「負の選択」を受けて排除されるべき自己反応性T細胞がそれを免れて（「正の選択」を受けて）末梢組織に出現し、自己免疫性関節炎が引き起こされると考えられた。その後の研究で、この遺伝子変異はTレグの選択にも異常を起こすことが明らかになっている。

京大は、SKGマウスによって、関節リウマチの原因や病態の研究を大いに進展させられると、期待していたのだった。一方のTレグは、いまだに何となく胡散臭いとみられていたと思うが、私たちの研究の柱であることに変わりなかった。

正常マウスからTレグを一定期間除去すると、ヒトと同様の自己免疫疾患（自己免疫性の甲状腺炎や胃炎、1型糖尿病など）を誘導でき、一方、これを補うと発症を抑制できるという事実に揺らぎはなかった。しかし、これは、当時の免疫学の教科書に載っている〝常識〟とは相容れなかった。

## ▼完璧に区別できるマーカーを探せ

研究をさらなる高みに上げるには、より精度の高いマーカーが必要だった。

免疫応答を促進させるのがT細胞（エフェクターT細胞）ならば、抑制するのもT細胞（Tレグ）である。細胞表面分子であるCD25はTレグの有用なマーカーではあるが、実はそれだけでは、これらの二種類のT細胞を完全に区別することはできなかった。

Tレグとまだ一度も活性化されていないナイーブT細胞とを区別する上では、CD25分子は有用な細胞表面マーカーである。しかし、CD25は、細胞が活性化するとその表面に発現する分子であった。そのため、Tレグではない活性化されたエフェクターT細胞にも発現しており、TレグとエフェクターT細胞とを区別するマーカーとはなり得なかった。何としても、免疫抑制機能と関係していて、かつTレグと他のT細胞を完璧に区別するようなマーカーを見つけなくてはならなかった。

二〇〇一年、転機が訪れた。私の研究室に、博士研究員として堀昌平君（現・東京大学教授）が加わったのだ。彼は、その年に出たばかりの論文で、自己免疫疾患であるＩＰＥＸ《アイペックス》症候群の原因遺伝子として同定された遺伝子に注目した。ＩＰＥＸ症候群とは、稀《まれ》だが、免疫調節不全(immune dysregulation) により生じる致死的な遺伝難病で、男児だけに起こる。正式な病名は、「Ｘ染色体連鎖免疫調節異常・多発性内分泌障害・腸症 (Immune Dysregulation, polyendocrinopathy, enteropathy, X-linked：ＩＰＥＸ)」である。性染色体のＸ染色体上にある単一遺伝子の突然変異が原因で起きる病気だ。伴性劣性遺伝なので、一見健康な保因者である母親から生まれた男子のみが発病し、女子はＸ染色体を二つ持つために正常なスペアがあり、ほぼ発病することはない。ＩＰＥＸ症候群になると、生後三年以内にさまざまな自己免疫疾患が特に内分泌臓器に生じ、１型糖尿病（インスリン依存性糖尿病）が八〇％、自己免疫性甲状腺炎（甲状腺機能低下症）が七〇％の確率で起こる。その他にも、自己免疫性と考えられる溶血性貧血、血小板減少性紫斑病、高免疫グロブリンE血症、アレルギー性皮膚炎、食物アレルギーなども起こってくる。さらに、ほぼ全例において炎症性腸疾患を発症し、重篤な腸疾患または致死的な感染症のため、大半は乳幼児期に死亡してしまう。

一九八二年、自己免疫疾患全般を引き起こす一つの疾患概念としてのＩＰＥＸ症候群について初めての論文が報告され、注目を集めるようになった。起こっている症状はさまざまだが、遺伝形式を見ると、Ｘ染色体の単一遺伝子の突然変異で生じる免疫調節異常であるとして、ＩＰＥＸ

症候群の名の下に一括《ひとくく》りにされたのだ。

ＩＰＥＸ症候群を構成する多様な病態の存在は知られていたが、私が自己免疫の研究を始めた頃は、それらの病態が原因を同じくする可能性は、はっきりとはわかっていなかった。ＩＰＥＸ症候群は、単一遺伝子の異常で自己免疫疾患、炎症性腸疾患、アレルギー疾患が起こるという点で極めて重要な疾患概念であり、今ではどの免疫学の教科書にも必ず記述がある。日本国内では、これまでに八家系が報告されている。

## ▼マスター制御遺伝子Ｆｏｘｐ３を捉える

ＩＰＥＸ症候群の原因遺伝子として同定されたＦｏｘｐ３は、Ｆｏｘ（Forkhead box）遺伝子ファミリーの一つとして知られていたものだった。Ｆｏｘは、もともとショウジョウバエのホメオティック遺伝子（生物の基本構造を作る発生初期に必要な調節遺伝子）として単離され、その後脊椎動物でも見つかった重要な遺伝子だった。そのファミリーは、発生、組織分化、細胞の運命決定、代謝調節に深く関わる遺伝子群だった。

二〇〇一年、Ｆｏｘｐ３は、まずマウスの自己免疫異常との関係で見つかってきた。米国の遺伝学者ラムスデール（Fred Ramsdell）らは、ある突然変異を持つマウスに注目した。「スカフィー（scurfy）マウス」と呼ばれるこのマウスは、放射線照射により免疫異常を起こすように人工的に作り出されたものである。米国のオークリッジ国立研究所では、広島・長崎への原爆投下後、放射線の哺乳動物への影響を調べるための実験をしており、マウスに放射線を照射することによって突然変異体を作製していた。スカフィーマウスはその一つで、「scurfy（ふけだらけ）」という名の通り、外見上、鱗状皮膚や体毛の異常などが見られる。致死的な自己免疫疾患および炎症性疾患を自然発症し、ヒトのＩＰＥＸ症候群とよく似た症状が現れる変異体として知られていた。

彼らは、スカフィーマウスの原因となる遺伝子を、前述したポジショナルクローニング法により解析し、Ｘ染色体上に同定された原因遺伝子をＦｏｘｐ３と命名した。

Ｆｏｘｐ３は、同じくＸ染色体上に異常のあるヒトのＩＰＥＸ症候群の原因遺伝子ではないかと予測されていた。実際ほどなくして、米国のワシントン大学など複数のグループが、Ｆｏｘｐ３遺伝子は、ＩＰＥＸ症候群の原因遺伝子でもあることを突き止めて報告した。当時、ＩＰＥＸ症候群は、Ｘ染色体上に原因遺伝子があることはわかっていたが、その場所は長らく不明だった。しかし、ゲノム時代を迎えて、正確に解明することができたのである。

Ｆｏｘｐ３がコードするタンパク質は、ＤＮＡと結合して特定の遺伝子の発現を制御する転写因子だった。遺伝学者たちは、Ｆｏｘｐ３遺伝子を発見することはできたものの、その遺伝子が異常になるとなぜ病気になるのか、それがどのようなメカニズムでもたらされるのかについては、全く理解していなかった。

私たちの研究グループは、ＩＰＥＸ症候群がＴレグと関係しているだろうと直感的に悟った。ＩＰＥＸ症候群で起こる自己免疫疾患、アレルギー疾患、そして炎症性腸疾患は、いずれもＴレグの異常によって引き起こされる病気と同じだったからだ。それが、偶然の一致であるとはとても思えなかった。

スカフィーマウスはＦｏｘｐ３遺伝子に変異を生じており、そこからコードされる転写因子タンパク質もＤＮＡと結合する領域を欠いていた。また、ＩＰＥＸ症候群の患者の多くは、この領域の塩基配列に変異がある。そのため、Ｆｏｘｐ３の転写因子タンパク質が正常に機能せず、自己免疫疾患を発症してしまうのだろうと考えざるを得なかった。

マウスでもヒトでも同じ遺伝子が原因で自己免疫異常が起こるというのは、極めて興味深い事実である。そこで、堀君が中心になって、Ｆｏｘｐ３遺伝子の異常が自己免疫疾患を起こすメカニズムを解明するための実験を開始した。最初に、Ｆｏｘｐ３はＴレグの分化と機能に重要な遺伝子ではないかとの仮説を立て、その発現量を調べてみた。

Ｆｏｘｐ３遺伝子を転写するメッセンジャーＲＮＡ（ｍＲＮＡ）は、ＣＤ４陽性Ｔ細胞に特異的に発現することがわかっていた。そこで、正常マウスの末梢細胞で採取したＣＤ４陽性Ｔ細胞を、Ｔレグのもう一つの分子マーカーであるＣＤ25で、ＣＤ25陽性とＣＤ25陰性という二つの細胞亜集団（サブセット）に分画して、このＲＮＡ（Ｆｏｘｐ３ｍＲＮＡ）の発現状況を定量的ＰＣＲ

により解析した。もし、Tレグの分子マーカーであるCD25が発現している（陽性である）分画で、Foxp3遺伝子が特異的に発現していれば、私たちが追い求めているTレグに特異的に発現している遺伝子である可能性が高くなる。

結果は見事なものだった。Foxp3遺伝子のmRNAは、正常マウスの末梢組織のCD25陽性細胞のみに検出された。これは胸腺においても同様だった。私たちは、ついに制御性T細胞（Tレグ）の遺伝子を突き止めたのである。

念のため、試験管内で、非Tレグ（CD25陰性分画）を抗CD3抗体で刺激して、Foxp3の発現量を調べてみた。抗CD3抗体は、T細胞全体を活性化できる抗体である。もし、非Tレグにおいても、抗CD3抗体の刺激によりFoxp3の発現が促進されるのであれば、「Foxp3は、Tレグに特異的に発現する遺伝子」という私たちの仮説の信頼性が揺らぐことになる。幸いCD25陰性分画においては、抗CD3抗体で刺激してもFoxp3の発現は誘導されなかった。念には念を入れて、Tレグ（CD25陽性分画）を抗CD3抗体で刺激してみたが、Foxp3の発現量に変化はなかった。

以上の結果から、Foxp3は、Tレグ（CD25陽性CD4陽性T細胞）に特異的に発現している遺伝子であると考えられた。

実験結果から、Foxp3は、Tレグの分化を制御する遺伝子だろうと私たちは推測した。これを証明する最も明快な方法は、Ｆｏｘｐ３遺伝子を発現してないＴ細胞に、Ｆｏｘｐ３遺伝子を導入してこれを発現させる方法である。つまり、Ｔレグではない細胞を、遺伝子操作によって、強制的にＴレグ化（制御性Ｔ細胞化）するというアプローチを取ったのだ。

私たちは、レトロウイルスをベクター（運び屋）として用いて、Ｆｏｘｐ３遺伝子を非ＴレグであるＣＤ25陰性ＣＤ４陽性Ｔ細胞に導入して、これを発現させるようにした。その後、ＴＣＲ（Ｔ細胞の細胞膜上に発現している抗原受容体分子）刺激に対する増殖応答、サイトカイン産生、および細胞表面マーカーの解析を行ってみた。実験結果は、私たちの仮説を見事に裏付けるものになった。

Ｆｏｘｐ３を導入した細胞は、Ｔレグ（ＣＤ25陽性ＣＤ４陽性Ｔ細胞）と同様に、通常のＴ細胞の増殖を顕著に抑制する応答を示した。また、免疫反応を促すサイトカイン（ＩＬ－２、ＩＬ－４、ＩＬ－10、ＩＦＮ－γ）の産生を抑制した。一方、Ｔレグの細胞表面に現れる細胞表面分子である、ＣＤ25、ＣＴＬＡ－４、ＧＩＴＲ、ＣＤ１０３などの発現は、Ｆｏｘｐ３の発現レベルに比例して増強されていた。

次に、Ｆｏｘｐ３を強制発現させた細胞（ＣＤ25陰性ＣＤ４陽性Ｔ細胞）が、試験管内で実際にＴ細胞の活性をどの程度抑制するかを調べた。Ｆｏｘｐ３を導入したＴ細胞は、新たに調製したＴ細胞（ＣＤ25陰性ＣＤ４陽性Ｔ細胞）の増殖応答を抑制し、サイトカイン産生も抑制した。その抑制の程度はＴレグ化した細胞の数に比例していた。すなわち、Ｔレグ化した細胞が多ければ多いほど、Ｔ細胞の免疫応答が抑制されたのである。[※章末注1]

また、Ｆｏｘｐ３を強制発現させた細胞の抑制活性は、Ｔレグと同じように、抗原提示細胞との細胞間接触によってのみ発揮されていた。こうした抑制活性は、ＩＬ－10、ＴＧＦ－β[※章末注2]といった抑制性サイトカイン[※章末注3]の誘導を介したものではないことも明らかになった。

最後に、Ｆｏｘｐ３を導入したＴ細胞（Ｔレグ）が、生体内でも抑制活性[※章末注4]を発現するかを検討した。重症免疫不全のＳＣＩＤマウスに、Ｔレグを除いたあとのナイーブＴ細胞を移入すると、炎症性腸疾患および自己免疫性胃炎を誘導できる。ここにＦｏｘｐ３を強制発現させたナイーブＴ細胞を移入すると、腸炎および胃炎は完全に抑制された。

以上の結果から、Ｆｏｘｐ３はＴレグ（CD25陽性ＣＤ４陽性Ｔ細胞）に特異的に発現すること、まだ活性化していないナイーブＴ細胞にＦｏｘｐ３を強制発現させると、Ｔレグと同様の形質と機能を獲得することが明らかになった。さらに、そのようなＦｏｘｐ３発現Ｔ細胞によって、自己免疫疾患の発症が抑制されることも確認できた。

一連の実験結果から、Ｆｏｘｐ３遺伝子は、免疫応答を抑制するＴレグに特異的に発現する遺伝子であり、その発生および機能を制御するマスター遺伝子であると結論付けることができた。

## ▼接戦を制して『Science』に掲載

幸運にも、この研究は、仮説もそれを証明するための手法も明確であり、極めて順調に進めることができた。成果は、米国科学誌『Science』（二〇〇三年二月一四日号）に掲載された。米国の二グループも立て続けに同様の報告をしたが、私たちが数週間先んじて発表することができた。最初から『Science』誌に投稿したが、Tレグと共に坂口の名前も少し有名になっていたので、編集者がその重要性を感じ取ってくれたらしく、少しだけ手直しして再投稿するようにと言われた。

査読者の一人は頭が古く、かつてのサプレッサーT細胞の呪縛から抜け切れておらずに「評価に値しない」との意見だったらしいが、別の査読者は重要性を認めてくれたようで、すんなりと掲載が決まった。『Science』のこの論文は、被引用回数が二〇一九年までに五〇〇〇回以上と、同誌の中でも極めて引用の多い論文の一つになっている。

私たち研究グループと競っていたのは、いずれも、米国シアトルのワシントン大学のグループである。同大は伝統的にヒトの免疫異常に力を入れていて、日本人を含むＩＰＥＸ症候群の患者の検体を収集していた。二〇〇一年に出された「ＩＰＥＸ症候群は原因遺伝子であるＦｏｘｐ３の異常で起こる」という論文は、このワシントン大の成果だった。それを見て、Ｔレグとの関係性に気付いた同大の研究者たちのグループが、こぞって研究に着手していたのだ。私たちが実験に着手したのもほぼ同時期だったが、互いの手の内はわからなかった。

彼らは大発見を『Nature』誌に出そうと目論んでいたようだが、私たちの『Science』誌の論文が先に二月一四日に出てしまった。そこで、慌てて実験のまとめに入り、『Nature』の姉妹誌である『Nature Immunology』誌に投稿した。わずか一〇日で受理され、三月三日号に掲載されたが、時すでに遅しだった。※章末注5

## ▼ヒトの病気もTレグの異常が原因

Ｆｏｘｐ３がコードするタンパク質は、細胞表面に現れる分子ではなく、細胞内の転写制御因子だった。そのため、ＣＤ25のように、モノクローナル抗体で識別できる分子マーカーにはならないが、Ｔレグに特異的に発現している遺伝子がわかったことの意義は重要で、大きく三つの意味があった。

一つ目は、ヒトの病気であるＩＰＥＸ症候群が、Ｔレグの異常によって起きることが証明できたこと。

二つ目は、遺伝子レベルでＴレグを扱えることが明確になったこと。

三つ目は、ＩＰＥＸ症候群で見られる多くのアレルギー疾患やさまざまな自己免疫疾患が、一つのメカニズムで起きることが明らかになったことだ。

とりわけ三つ目は、私が早くから予測していた自己免疫疾患の発生機序を証明する重要なものだった。かつて、自己免疫疾患は、標的となる臓器に異常が起きたために生じてくると考えられていた。

ところが、そうではなく、「免疫系のほうに異常があって、どこが障害を受けるかは、その人の免疫応答性、特に遺伝的な背景による」というのが、一九八〇年代から私が提唱していた仮説で、まさにそれが証明できたことになる。

背景には、Ｆｏｘｐ３という単一の遺伝子の異常があり、しかもそれは標的臓器に出るのではなく、Ｔ細胞だけに現れる特別な遺伝子だった。その遺伝子に異常があると免疫系に変調を来し、さまざまな臓器に自己免疫疾患が起きてくる。免疫系が不調になるという単一のメカニズムによって、自己免疫疾患も起きれば、炎症性腸疾患やアレルギー疾患も起きるということが一挙に証明できたのだ。

では、細胞表面に出ているＣＤ25とＦｏｘｐ３遺伝子との関係はどうだろうか。

Ｆｏｘｐ３は、Ｔレグの発生・機能のマスター制御遺伝子であり、上流でＣＤ25の発現をコントロールしている遺伝子だった。Ｆｏｘｐ３遺伝子に異常があると、免疫系に不調が起きて自己免疫疾患が発症する。一方、下流にあるＣＤ25に関係する分子に異常が生じても、自己免疫疾患が起きる。Ｆｏｘｐ３遺伝子とＣＤ25遺伝子は、どちらも免疫応答に本質的に重要なものだが、Ｆｏｘｐ３はＣＤ25の発現を支配する上位のマスター遺伝子だった。

二〇〇四年には、ヒトＴレグにおいてもＦｏｘｐ３遺伝子が特異的に発現しており、ヒトＴ細胞にＦｏｘｐ３遺伝子を強制発現させると、Ｔレグのような機能を持つ細胞に転換できることも証明できた。この結果が示唆するのは、Ｆｏｘｐ３遺伝子の操作によって、ヒトの自己免疫疾患が治療できる可能性である。

その後、Ｆｏｘｐ３遺伝子がコントロールする細胞表面分子として、ＣＤ１５２（ＣＴＬＡ－４）も明らかになった。この他の表面分子として、ＣＤ３５７（グルココルチコイド誘導腫瘍壊死因子受容体関連タンパク質：ＧＩＴＲ）も、Ｔレグ表面に多く発現していることがわかった。Ｔレグで特異的にＣＴＬＡ－４分子を欠損させると、Ｆｏｘｐ３の欠損と同じように自己免疫疾患が起こってくる。

## ▼Ｔレグが免疫を抑制するメカニズム

Ｔレグのマスター遺伝子となるＦｏｘｐ３遺伝子を二〇〇三年に発見してから一五年以上が経過しており、その免疫抑制の仕組みも徐々に解き明かされつつある。第四章で説明した「免疫自己寛容」を復習しながら、その免疫抑制システムの概要を説明しよう。

Ｔレグのおおもとは、他のＴ細胞と同様に骨髄で作られる。骨髄で生成されたＴ細胞前駆細胞は胸腺へと移動し、厳しい選別を受ける。自己の細胞との親和性が高く、自らを攻撃するＴ細胞は「負の選択」によって、積極的な細胞死（アポトーシス）に追い込まれる。自己の細胞との親和性が低く、自己に対する攻撃性が低いＴ細胞は「正の選択」を受けて、末梢組織に移動してナイーブＴ細胞となる。その中には自己反応性Ｔ細胞も少なからず存在する。そして、自己の細胞との親和性が中間的で、自己の細胞に対してほどほど反応するＴ細胞がＴレグとなる（図５－２）。

そしてＴレグの免疫抑制が発動されるのは、その核内にＦｏｘｐ３遺伝子を発現しているためだ。詳細は後述するが、Ｔレグは、さまざまな手段を用いて未成熟なナイーブＴ細胞に働きかけ、エフェクターＴ細胞へと変化しないようにブレーキをかける。こうして、「免疫自己寛容」を実現しているのだ。

では、Ｔレグはどのようなメカニズムによって、免疫抑制能を発揮しているのだろうか。Ｆｏｘｐ３遺伝子は、Ｔレグの分化、生存、機能にとって特異的な転写因子である。このＦｏｘｐ３を発現しないように遺伝子改変したノックアウトマウスは、Ｔレグによる免疫抑制能が完全に失われてしまうため、致死的な自己免疫疾患を発症することが知られている。免疫の抑制機能には、さまざまな分子が関与しており、多段階の機構があると考えられているが、中心的なメカニズムが、ＣＴＬＡ－４とＩＬ－２という分子の制御である。これらの関連分子が失われると、致

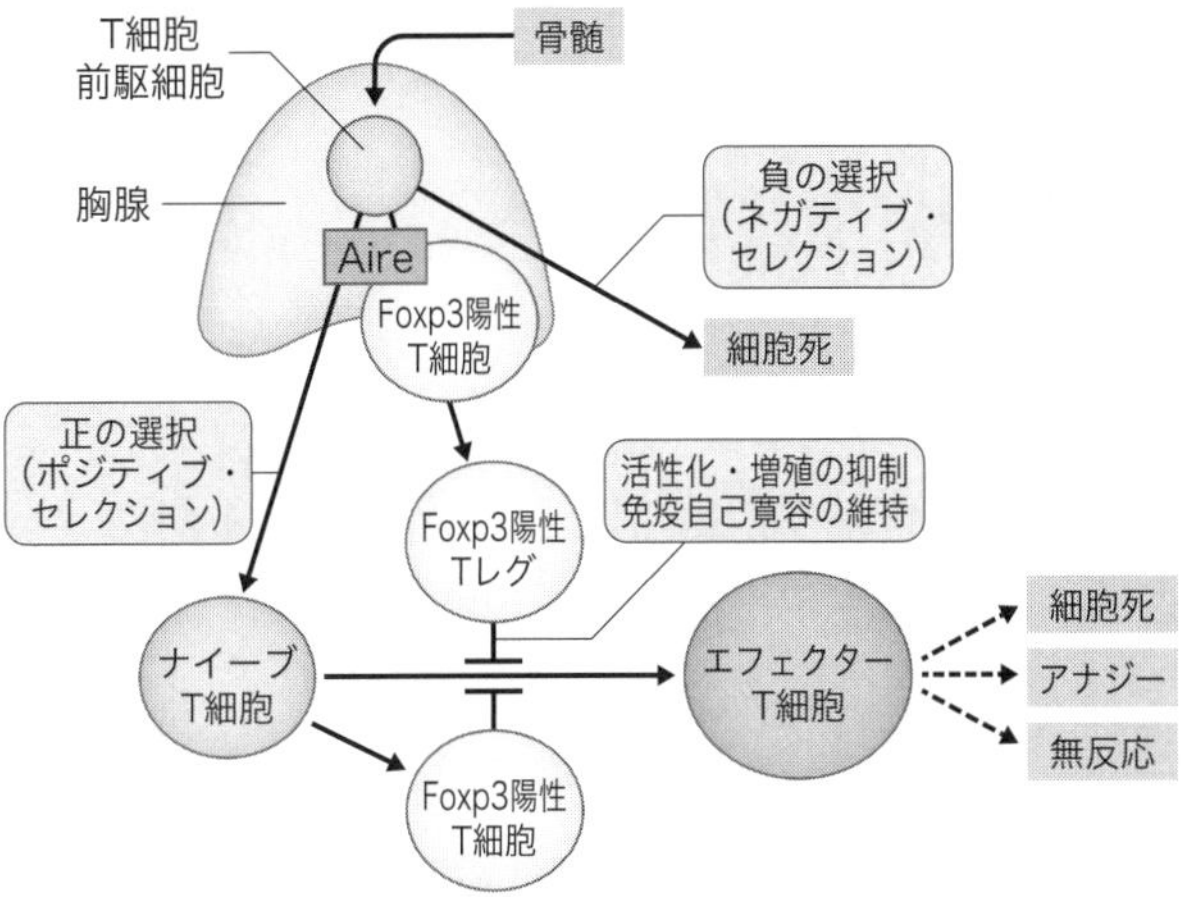


**図5-2　免疫抑制の流れを支配するマスター遺伝子Foxp3**

骨髄で生まれたT細胞前駆細胞は、胸腺（胸腺髄質上皮細胞）で厳しい選別を受ける。自己の細胞に親和性が高いものは「負の選択」を受けて細胞死に追い込まれる。自己の細胞に親和性が低いものがナイーブT細胞となり、樹状細胞などの抗原提示細胞の刺激を受けて、活性化してエフェクターT細胞となる。胸腺による「負の選択」から免れたものの、自己の細胞に対して中間的に親和性があるT細胞はTレグになる。Tレグになると、核内のFoxp3遺伝子が発現し、免疫抑制能が発動される。Tレグによる免疫抑制を受けた「ナイーブT細胞」は、自己に対する親和性の違いによって、「細胞死」「アナジー」「無反応」が誘導され、免疫反応は抑制される（図5-5参照）

※1　胸腺髄質上皮細胞による「負の選択」では、Aire遺伝子が深く関与していると考えられるが、その詳細なメカニズムはよくわかっていない

※2　ナイーブT細胞の一部は、末梢リンパ組織、特に腸管粘膜組織でFoxp3遺伝子が発現することで、Tレグに分化する

死的な自己免疫疾患が引き起こされるのだ。

Ｔレグの免疫抑制の方法には大別すると二種類あり、①サイトカイン等の化学物質を用いた、細胞間接触を伴わない免疫抑制、②細胞表面に発現する補助刺激分子を使った細胞間接触を伴う免疫抑制がある。前者の中心となるのがＩＬ－２の制御であり、後者はＣＴＬＡ－４の制御により発揮される。

①サイトカイン等の化学物質を用いた、細胞間接触を伴わない免疫抑制

ＩＬ－２は、抗原刺激を受けたＴ細胞から分泌されるサイトカイン（低分子の生理活性タンパク質）であり、Ｔ細胞の増殖にとって重要な役割を持っている。

**図5－3**では、Ｔレグに恒常的に発現しているＣＤ25は、ＩＬ－２を特異的に認識してそれと結合する分子（受容体）の一部（α鎖）である。一般に、サイトカイン受容体は二～三本のペプチド鎖からなり、ＩＬ－２受容体はα鎖（ＣＤ25）、β鎖（ＣＤ１２２）、γ鎖（ＣＤ１３２）の三本鎖からなる。β鎖とγ鎖は、一度も刺激を受けていないＴ細胞（ナイーブＴ細胞）にも発現しているが、α鎖は、抗原などにより刺激されることで初めて発現する。β鎖とγ鎖は、細胞内にシグナルを伝える働きを持ち、高濃度のＩＬ－２があれば細胞は活性化される。ただし、この二本だけではＩＬ－２に対する親和性は低く、これにα鎖が加わることで受容体の親和性は高まる（92ペ

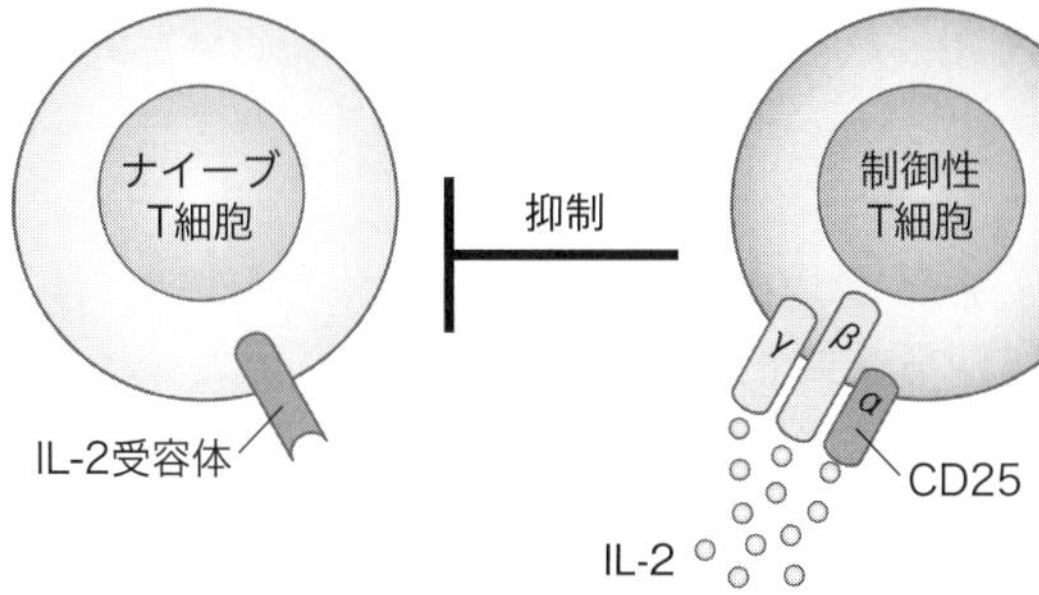


**図5-3　サイトカインなどを用いた細胞間接触を伴わない免疫抑制**
制御性T細胞（Tレグ）は、免疫応答に必須のサイトカイン（IL−2）に対する高親和性IL−2レセプターを発現し、IL−2を周囲から取り込み枯渇化させることで免疫活動を抑制する

ージ参照）。すなわち、ＣＤ25を恒常的に高発現するＴレグは、ＩＬ－２受容体の高親和性によって、より効率的にＩＬ－２に結合する。

　また、ＩＬ－２は、Ｔレグの維持と増殖にとっても必須のサイトカインで、ＩＬ－２やＩＬ－２受容体の欠損したマウスは、Ｔレグが減少し、致死的な自己免疫疾患を発症することが知られている。

　やや複雑なのだが、前述したようにＩＬ－２というサイトカインを分泌するのもまたＴ細胞である。ただし、通常のＴ細胞とは異なり、ＴレグはＩＬ－２を産生しない。これは、Ｆｏｘｐ３が、ＩＬ－２遺伝子に結合して転写を抑制する結果、ＩＬ－２の産生が抑えられるためである。

　つまり、ＩＬ－２は、Ｔレグの維持と増殖に必須であるにもかかわらず、Ｔレグ自身はＩＬ－２を産生せず、ひたすら消費する。ＴレグはＩＬ－２と親和性の高いＩＬ－２受容体を恒常的に高発現することによって、周囲のＩＬ－２を積極的に消費して減退させてしまう。他のＴ細胞の活性化・増殖に必要なＩＬ－２を奪うことで、抗原反応性Ｔ細胞にアポトーシス（細胞死）を誘導するのだ。

このように、標的とするＴ細胞の免疫応答を抑制するためにサイトカインのような化学物質を利用することは、間接的アプローチといえる。一方で、細胞間接触分子を用いた直接的なアプローチもある。

②細胞表面に発現する補助刺激分子を使った細胞間接触を伴う免疫抑制

次に、Ｔレグによる最も重要で強力な免疫抑制は、抗原提示細胞とＴレグが受容体を通じて直接接触することで、ナイーブＴ細胞の活性化にブレーキをかける方法だ。ここに関連しているのは、Ｔレグの細胞表面に発現しているＣＤ１５２（ＣＴＬＡ－４）であり、Ｔレグの免疫抑制を主導する重要な分子として注目されている。ＣＤ１５２は、別名で細胞傷害性Ｔリンパ球抗原４（cytotoxic T-lymphocyte-associated antigen 4）とも呼ばれ、その略称であるＣＴＬＡ－４と表記されることが多い。本来であれば、ＣＤ分類に基づいてＣＤ１５２を使うべきだが、本書では、そのままＣＴＬＡ－４の呼称を用いて説明する。

ＣＴＬＡ－４は、一九八〇年代にマウスおよびヒトにおいて同定された分子である。九〇年代になると、米国の免疫学者アリソン（James Patrick Allison）らによる動物モデルを用いた実験により、CTLA－4の作用を阻害することで腫瘍が縮小する効果が認められた。

アリソンは一九九五年、免疫を抑制する機能を持つ分子を「免疫チェックポイント分子」として提唱し、その責任分子としてCTLA－4を同定した。その当時、免疫チェックポイント分子が、がん免疫の抑制にどれほど寄与するかは未知数であった。しかし、二〇一〇年になって、CTLA－4の働きを抑える抗体医薬「イピリムマブ」が、ヒトのがんに対しても抗腫瘍効果を示すことが明らかになった（これについては、第六章で詳しく説明する）。

Tレグによる免疫抑制の根幹となるのは、抗原提示細胞によるT細胞活性化の抑制であるが、CTLA－4は、Tレグに高発現し、抗原提示細胞を制御する因子として働くことで、Tレグの免疫抑制機能に寄与するのだ。

少し詳しく解説しよう。免疫応答は、ナイーブT細胞（まだ一度も活性化されたことのないT細胞）が、T細胞受容体（TCR）を介して、侵入した抗原が「自己」と異なる「非自己」だと認識することを出発点として起こってくる。ここで、Tレグを含むT細胞が、抗原を認識して活性化されるためには、二つのシグナルが必要である。

まず、一つ目のシグナルは、抗原提示細胞、特に樹状細胞の提示する抗原がTCRと結合することによる刺激（シグナル1）である（**図4－2　再掲**）。

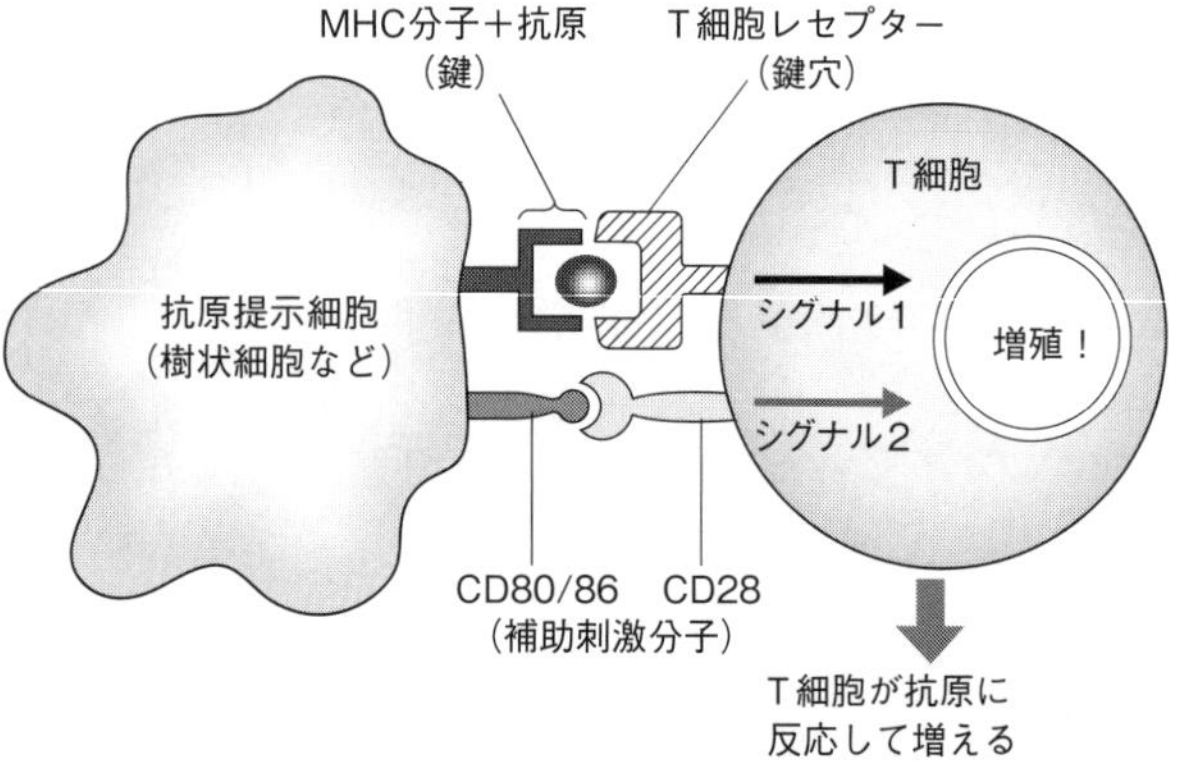


**図4-2**　T細胞が増殖をするためには、抗原提示細胞からの抗原特異的シグナル（シグナル1）だけでなく、補助刺激分子を介して入る補助シグナル（シグナル2）が必要で、この2つが揃ったときに初めてT細胞の増殖が始まる
（ブルーバックス『免疫と「病」の科学』（宮坂昌之・定岡恵 著）116ページより転載に際し改変）

抗原提示細胞（マクロファージや樹状細胞）は、病原体などの抗原タンパク質を積極的に取り込んだ後、これをペプチドに分解して、MHC（Major Histocompatibility Complex）分子の上に乗せて細胞表面上に提示する。TCRは、MHCと抗原のセットを同時に認識しており、それがシグナルとなってT細胞が免疫応答を開始する。※章末注6

さて、ナイーブT細胞の活性化には、こうしたTCRへの抗原刺激（シグナル1）に加えて、T細胞表面に発現するCD28への副刺激（シグナル2）も必要となる。T細胞表面のCD28は、抗原提示細胞（樹状細胞など）に発現するCD80やCD86と結合すると、これが免疫応答のための共刺激となって、T細胞はIL－2などのサイトカイ

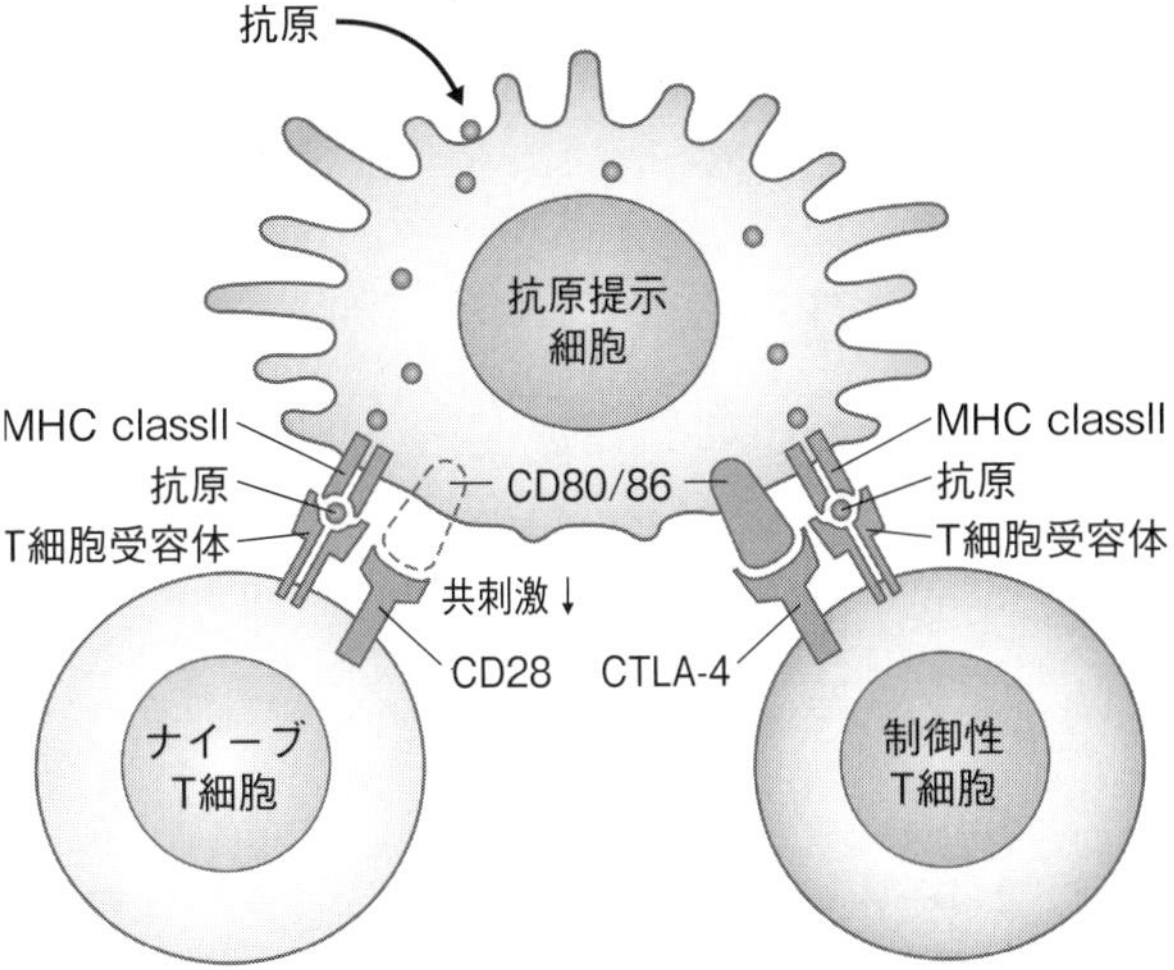


**図5-4　細胞間接触を伴う免疫抑制**

ナイーブT細胞が活性化するためには、T細胞受容体（TCR）がMHCクラスⅡと抗原ペプチドとのセットを認識することで生じるシグナルだけでは不十分で、ナイーブT細胞に発現したCD28と抗原提示細胞のCD80やCD86が結合することによって生じる副刺激（共刺激）が必要になる。Tレグは、CD28よりもCD80/CD86に20倍親和性の高いCTLA-4を常時発現しており、CTLA-4を介してCD80/CD86の発現を抑制し、ナイーブT細胞の活性化を阻止する。

ンを産生して増殖するようになるのだ。

ここで、Tレグの重要な特徴の一つが、CD28と構造的によく似た分子（相同体）であるCTLA-4を常に高発現していることである（**図5-4**）。CTLA-4がCD80やCD86と結合する親和性は、CD28がこれらに結合する親和性より約20倍も高いとされる。つまり、CTLA-4は、CD28に代わってCD80やCD86と結合することでCD80／CD86の発現を抑制し、CD28への副刺激（シグナル2）を遮断してしまうのだ。

結果として、TレグのCTLA－4の働きにより、抗原提示細胞が抗原を提示しても、副刺激が提供されないことになり、他のナイーブT細胞を活性化できなくなる。抗原特異的な細胞傷害性T細胞（キラーT細胞）が抗原提示細胞と結合しても、一回の細胞分裂後、増殖が止まってしまうのだ。このようにしてT細胞は免疫不応答（アナジー）に陥ってしまい、サイトカインを産生できなくなり、再び抗原提示があっても活性化されなくなる。

ところが、TレグのCTLA－4を特異的に欠損させたマウスは、免疫抑制能が失われてしまうので、心筋炎など多臓器の自己免疫疾患を発症して、二ヵ月以内に死亡してしまった。

以上のことからもわかるように、Tレグは、その細胞表面に恒常的にCTLA－4を発現することによって、抗原提示細胞によるナイーブT細胞の活性化にブレーキをかけている。

## ▼複雑で柔軟なTレグの免疫応答

ここまで説明した通り、Tレグは、免疫応答に必須のサイトカイン（IL－2）の枯渇化によって免疫抑制を図るというアプローチに加えて、CTLA－4のような細胞間接触による免疫抑制によって標的とするT細胞の働きを抑制することができる。

実は、Tレグには、これ以外にも免疫抑制の手段を持っている。たとえば、外来抗原に常時さ

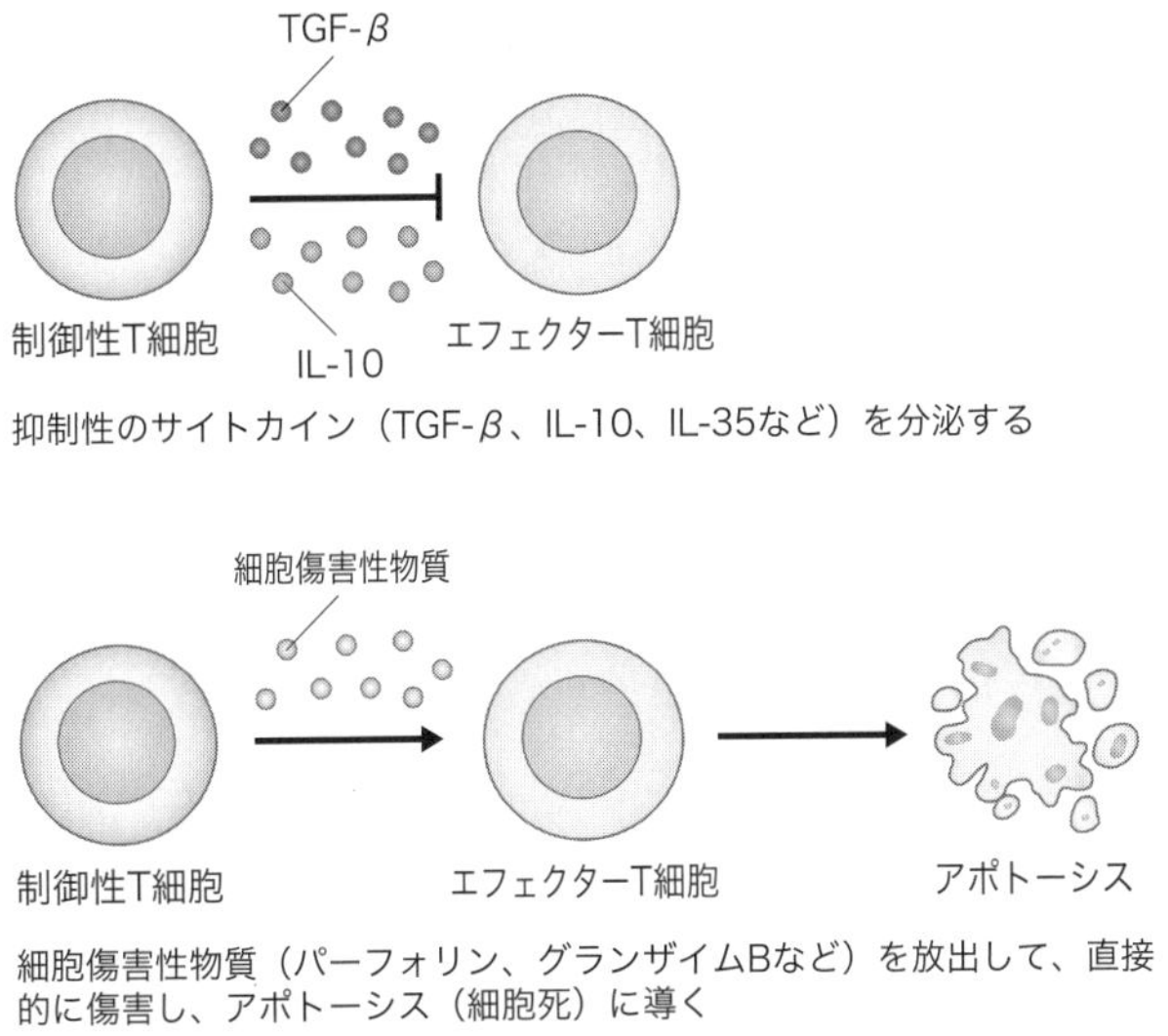
TGF-β
制御性T細胞
IL-10
エフェクターT細胞
抑制性のサイトカイン（TGF-β、IL-10、IL-35など）を分泌する
細胞傷害性物質
制御性T細胞
エフェクターT細胞
アポトーシス
細胞傷害性物質（パーフォリン、グランザイムBなど）を放出して、直接的に傷害し、アポトーシス（細胞死）に導く

**図5-5　制御性T細胞（Tレグ）はさまざまな手段を講じて、エフェクターT細胞の活性化を阻止する**

らされている腸管粘膜のような特定の条件下において、Tレグは、免疫抑制性サイトカインであるIL－10を産生・放出し、抗原提示細胞の成熟を抑えることで免疫抑制を実現している。これはIL－2の枯渇化のような間接的な手法ではなく、もっとも直截的なものだ。Tレグは、IL－10以外にもTGF－βといった抑制性サイトカインや、グランザイムBやパーフォリンといった細胞死を誘発する細胞傷害性物質を産生する場合もある（図5－5）。

　また、Tレグは、基本的な抑制活性を維持しつつも、炎症のタイプに応じて免疫応答を臨機応変に制御している。たとえば、1型糖尿病のような自己免疫疾患では、インターフェロンガンマ（IFN－γ）といった炎症性サイトカインが産生され、1型ヘルパーT細胞（Th1）の過剰な活性化が起きている。このような場合、Tレグは、炎症を起こしているヘルパーT細胞をまず鎮めようとする。Tレグは細胞表面に、ケモカイン（炎症部位へT細胞を誘導する物質）と結合するケモカイン受容体、たとえばTh1型受容体CXCR3を大量に発現すると、Th1型の炎症部位に速やかに移動する。こうした迅速な免疫応答で炎症の歯止めのない連鎖を食い止めるのだ。

それにしても、なぜTレグはこのように多彩な免疫抑制のメカニズムを有しているのだろうか。比喩的な言い方をすれば、免疫抑制はさまざまな臓器や局面で求められるので、その手段はできるだけ多くあったほうが好都合である。敵を攻撃する際に、ナイフ、ピストル、小銃など多様な武器があるように、Tレグもさまざまな免疫抑制の手段を持ち、それらを使い分けている。

高等生物の免疫系はこのようにして、場所と状況に応じて異なる免疫抑制のアプローチを使い分けている。どのアプローチにも長所と短所があり、併用したり、その比重を変えたりすることで最適な免疫抑制が発揮される。Tレグの極めて複雑で柔軟な免疫応答制御機構は、生物が進化する過程で生じたさまざまな要求に対応する形で獲得されてきたのであろう。

### ▼Tレグに免疫抑制されたT細胞の運命

さまざまなアプローチでTレグから発せられた免疫抑制のシグナルを受信したナイーブT細胞は、その後、どのような運命をたどるのだろうか。

その運命は、ナイーブT細胞の自己の細胞との親和性によって大きく左右される。骨髄で誕生したT細胞が、胸腺において厳しい選別を受けることは説明したが、これによく似た現象がTレグの免疫抑制でも起こるのだ。

ナイーブT細胞は、胸腺における「負の選択」や「無視による死」を免れ、「正の選択」を受けてきたサバイバーだが、それでも自己の細胞との親和性のレベルは細胞によりばらつきがある。私たちの研究では、自己の細胞との親和性が高いナイーブT細胞は、Tレグの免疫抑制を受けて、アポトーシスによる積極的な細胞死に追い込まれることがわかった（図5-6）。一方、自己の細胞との親和性が中間的なナイーブT細胞には「アナジー」（免疫不応答）が誘導される。そして、親和性が低いナイーブT細胞は、抗原刺激に応答せず、増殖反応も示さずおとなしいままである。

興味深いのは、Tレグが、抗原提示細胞の副刺激分子であるCD80／CD86を短時間抑制するだけで、この現象が誘導できたことだ。抗原提示細胞により自己抗原を提示された自己反応性T細胞（親和性が高いナイーブT細胞）は、Tレグによる免疫抑制によって細胞死に陥るかアナジーが誘導される。短時間Tレグを働かせれば、厄介者である自己反応性T細胞を消滅させるか長期間

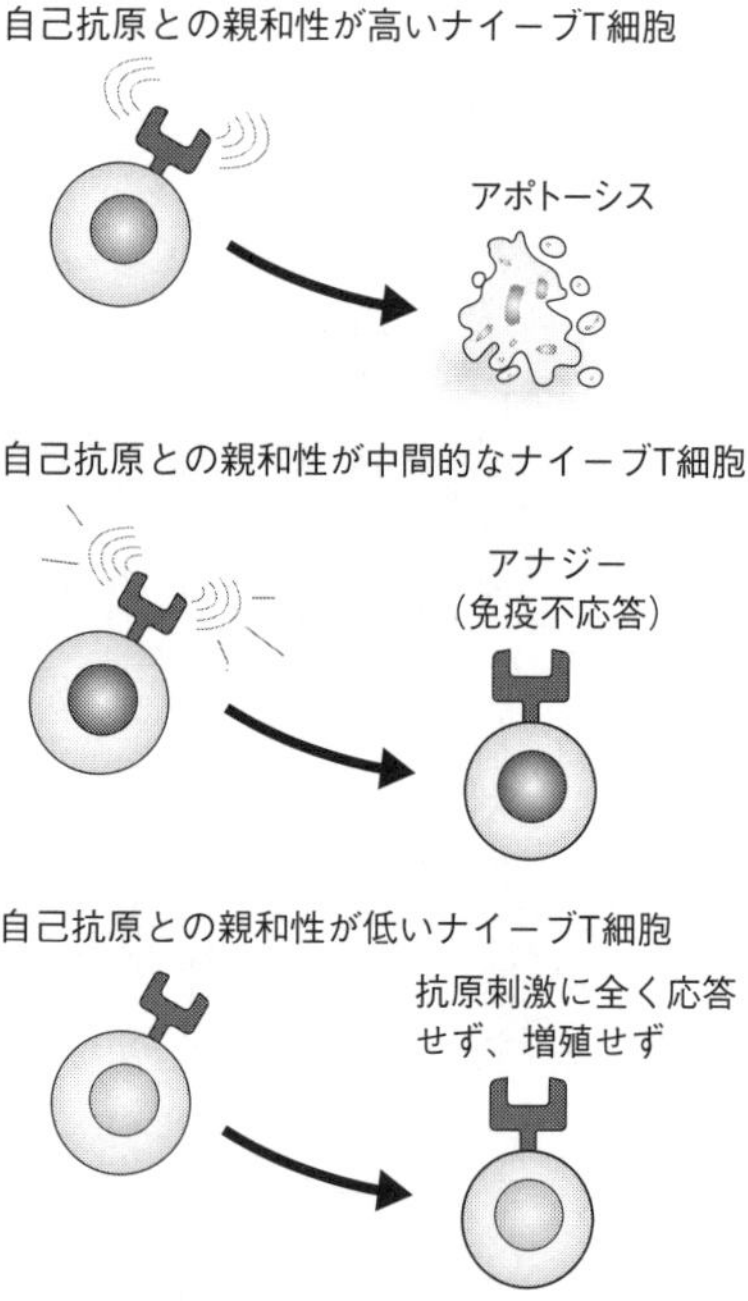


**図5-6　ナイーブT細胞と自己の抗原との親和性によって、Tレグによる免疫抑制効果も異なる**

不活化できるのだ。これは、Tレグを医療に応用する際に極めて重要な意味を持つ。

## ▼自己免疫疾患とFoxp3の関係

Foxp3遺伝子と自己免疫疾患の話に戻ろう。IPEX症候群の原因遺伝子であるFoxp3は、それ以外の自己免疫疾患にどのように関与しているのだろうか。

正常な個体においては、TレグのFoxp3遺伝子が自己免疫を制御しているのは間違いない。しかし、「すべての自己免疫疾患で、Foxp3遺伝子の異常があるか」と問われれば、そうではない。

実は自己免疫疾患は、マスター遺伝子であるFoxp3に異常がなくても、その発現レベルが著しく低かったりするだけで発症する。あるいはFoxp3遺伝子が制御する下流の遺伝子の異常や、それを発現させるタンパク質の異常によっても起きる。

前述した通り、Foxp3の異常でIPEX症候群を遺伝的に発症する家系があるのと同様に、CTLA-4の遺伝子異常がある家系やCD25に異常がある家系もあって、IPEX症候群に似た病気を発症する。下流になればなるほど、Foxp3とは別のコントロールの流れが出てくる。Foxp3は何百という遺伝子をコントロールしているが、その中には、その遺伝子が異常になっても何の変化も現れないものもある。

Ｆｏｘｐ３がコントロールしている下流のどの遺伝子が重要なのかといわれても、遺伝子を一つひとつ潰して調べることはできない。私たちがＦｏｘｐ３遺伝子を発見した当時、下流にある遺伝子の機能を無効化するノックアウトマウスがたくさん作製されていたが、Ｆｏｘｐ３のように、単一の遺伝子異常で自己免疫疾患が発症する遺伝子はごく少数だ。免疫制御に関わる何百という遺伝子の中で、病気を起こすという意味で重要なものは限られており、私たちはそのような重要な遺伝子に集中して研究を進めることにした。

サプレッサーＴ細胞の研究が、それを制御する遺伝子が幻影であることがわかって急速に廃れていったのとは対照的に、Ｆｏｘｐ３遺伝子の発見は、Ｔレグの研究を一気に加速させた。もはや、Ｔレグの研究を胡散臭いと考える研究者は消え去ったといえるだろう。

免疫学の世界で最も権威のある学術誌の一つに『Annual Review of Immunology』があり、そこに総説論文（レビュー）を書くと、評価が定まって認められたことになる。Ｔレグについては、まず二〇〇〇年にシェバックが総説を寄稿した。すると、「そもそもパイオニアである坂口が最初に書かないのはおかしい」という投書が来た。そこで翌年、私も執筆依頼を受けたが、その時はＦｏｘｐ３の研究が進行中だった。掲載を待ってもらい、二〇〇三年にＦｏｘｐ３の論文を『Science』に出した後、翌二〇〇四年の『Annual Review of Immunology』に総説を寄稿した。

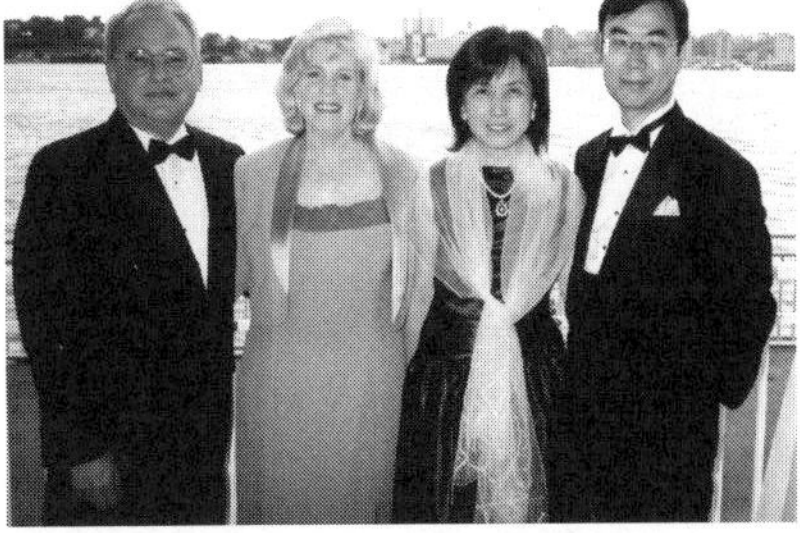

2004年、制御性Ｔ細胞の研究で、シェバック氏と共同でウィリアム・コーリー賞を受賞した。コーリー賞は免疫学またはがん免疫学の分野で功績を挙げた研究者に贈られる。写真は受賞式後ニューヨークで、シェバック夫妻と記念撮影したもの

「免疫自己寛容と自己免疫応答の負の制御のための自然発生ＣＤ４陽性Ｔレグ（Naturally arising CD4+ regulatory T cells for immunologic self-tolerance and negative control of immune responses.）」と題した論文は、当時として最先端の知見からそれまでの研究結果を見るとこうなるといった総説で、それまでの研究成果、解釈、展望をすべて吐き出し、大きな関心を呼んだ。その年、私はシェバックとともに、ウィリアム・コーリー賞を受賞した。米国がん研究所（ＮＣＩ）が、がん免疫療法の先駆者であるコーリー（William B. Coley）を記念して、免疫学の基礎研究およびがん免疫学の優れた業績に対して授与する賞である。Ｔレグが、がんをはじめとするヒトの病気の治療へ貢献するための大きな可能性の扉が開かれたのだ。

※1　Tレグ（CD25陽性CD4陽性T細胞）にFoxp3を強制発現させても、すでにTレグでは十分発現しているので、その抑制活性に影響は見られなかった。

※2　トランスフォーミング増殖因子βという。細胞増殖・分化を制御し、細胞死を促すことが知られているサイトカイン。

※3　代表的な抑制性サイトカインとして、IL-10、TGF-βなどがある。その破綻は免疫疾患の発症に直結する。

※4　正確には、ナイーブ（CD25陰性CD45RBhigh）CD4陽性T細胞。

※5　Foxp3と制御性T細胞に関する論文をほとんど同時に発表した坂口志文、アレクサンダー・ルーデンスキー（Alexander Rudensky）、フレッド・ラムスデール（Fred Ramsdell）は、2017年、スウェーデン王立科学アカデミーよりクラフォード賞を授与された。

※6　なお、T細胞のうち、CD8を発現する細胞傷害性T細胞（キラーT細胞）はMHCクラスⅠ抗原、CD4を発現するヘルパーT細胞はMHCクラスⅡ抗原を認識する。MHCクラスⅠ抗原は生殖細胞や赤血球などを除いたすべての体細胞に発現するが、MHCクラスⅡ抗原は樹状細胞、マクロファージ、B細胞などの抗原提示細胞にのみ発現する。

第六章

# 制御性T細胞でがんに挑む

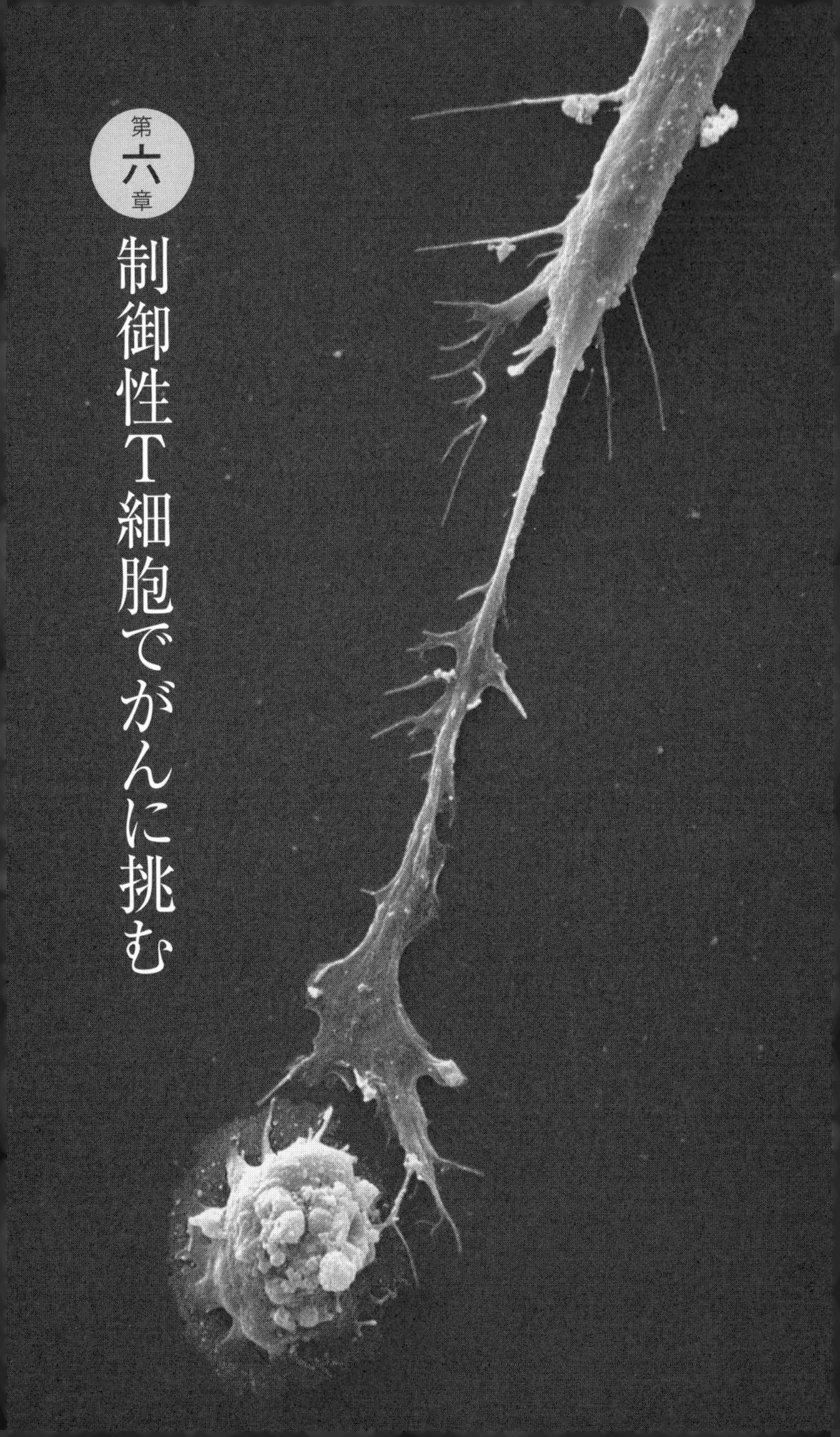

制御性T細胞（以下、Tレグ）による免疫反応の制御は、免疫抑制薬によって免疫応答を一網打尽に抑え込むような荒っぽいものではなく、強力だが、きめ細やかに作用する。加えて、Tレグは、誰の体内にも存在しているものなので、生理的な治療となり体に優しい。もし、疾患に応じてTレグをコントロールできるようになれば、これまでの医療の延長線上ではない、革新的な治療法が生まれると期待されている。

医療への応用については、私がTレグの研究を始めた頃から想定していたことだった。そもそも一九八〇年代にマウスの胸腺摘出の実験によってTレグを見つけられたのは、それを取り除けば病気（自己免疫疾患）になり、もとに戻せば病気を防げるといった、病気と裏腹の関係によってである。そのため、Tレグをうまく利用すれば、さまざまな病気に対して強力な治療法となることは早くから確信していた。

二〇〇一年になって、ヒトにおいても、CD25陽性CD4陽性T細胞分画にTレグが存在していることが報告された。Tレグに発現しているFoxp3がマスター遺伝子であることも明らかになり、Tレグを使った治療法や薬の研究開発が一気に加速してきた。「時代」がようやく私たちに追いついてきたようだった。

研究を進めていくうちに、Tレグの医療への応用範囲は、自己免疫疾患などの限られた病態にとどまらないことが明らかになってきた。Tレグの異常が原因でない病気であっても、Tレグを適度に補う、あるいは減らすことによって、治せる可能性があることがわかってきたのだ。現在、Tレグを用いた免疫療法が有望視されている分野は、がん、臓器移植の拒絶反応、自己免疫疾患、感染症、アレルギー疾患、生活習慣病と幅広い病気に及んでいる。

本章では、その中でも期待が高く、世界中で研究が進められているがん治療に焦点を当ててみたい（その他の疾患については、第七章で取り上げる）。

## ▼がんを監視している免疫機構

Tレグを応用した医療として、ヒトで最初に実用化されるのは、がんの免疫治療だろうと考えられている。日本人の二人に一人が一生のうちに何らかのがんに罹り、三人に一人はがんで亡くなる。がんは、日本人の死因のトップであり、国民病ともいえる勢いで増加している。世界中では、年間で一〇〇〇万もの命ががんによって奪われており、対策は待ったなしである。

がんの免疫治療の歴史を、簡単に振り返ってみよう。

一八九一年、米国の外科医、コーリーは、「悪性腫瘍患者で、細菌感染により腫瘍が退縮した」例があることを報告している。これをきっかけとして、免疫をがん治療に応用しようという試みが始まったとされており、コーリー自身も、後に腫瘍壊死因子（TNF-α）の発見につながる現象を見出すなどの業績を挙げた。余談だが、私とシェバックが二〇〇四年に受賞したのが、彼の業績をたたえるウィリアム・コーリー賞であった。

二〇世紀に入ると、エールリヒ（Paul Ehrlich）が、「体内では絶え間なく異常細胞（がん細胞）が出現しているが、免疫系が排除して生体を防御している」という概念を提唱した。これを引き継いだのがバーネットで、一九五〇年代に「クローン選択説」を提唱した（第二章参照）。「クローン選択説」によれば、免疫系は、自分自身の成分に対しては免疫反応を起こさない。胸腺において、自己の成分に反応する受容体を持つようなT細胞クローンは細胞死を起こして排除されてしまい（負の選択）、自己に反応しないT細胞だけが末梢のリンパ組織に出ていくからだ。

そして、バーネットは、がん細胞が持つと推定されるすべてのがん抗原に対応したT細胞クローンが存在していると想定し、「がん免疫監視機構」を唱えた。これは、「生体内では毎日、細胞に遺伝子異常が引き起こされ、がんが発生しているが、免疫細胞がパトロールしてこれを撃退して排除し、発症を防いでいる」という仮説である。

バーネットの「がん免疫監視機構」に触発されて、一九七〇年代以降、「がん免疫療法」の研究が盛んになった。がん抗原を利用して、がん細胞に対する免疫反応を増強し、がんを退治しようという治療法の開発が試みられた。

しかし、ヒトを対象にした免疫療法の治療効果は、動物実験で示された結果とは乖離《かいり》があった。大半の臨床試験では有効性を示すデータを得ることはできず、一九八〇年代後半になると、がん免疫療法を研究しようという熱は次第に冷めていった。のみならず、がん免疫療法には、何となく怪しげな治療というイメージが付きまとうようになった。

それでもがん免疫療法の研究は続けられており、一九九〇年代になると、ペプチド（短いタンパク質）抗原を用いて免疫系を増強させるというワクチン療法の研究が始まった。がんワクチン療法とは、がん細胞が持っている物質（がん抗原）を人工的に作り出して注射するものだ。注射した場所に、がん抗原だけに反応する細胞傷害性T細胞（キラーT細胞）を効率よく作り出し、がん細胞を攻撃させるという筋書きである。これ以外にも、がんワクチンでは、抗原提示細胞である樹状細胞を標的として、取り出した樹状細胞にがん抗原を提示させて培養してから体内に戻し、体内の免疫応答を活性化させるという「樹状細胞ワクチン」の研究開発も進められた。しかし、いずれも目ぼしい成果は得られなかった。

## ▼がん細胞は非自己でなく自己である

従来のがん免疫療法には、何か根本的な問題点があったのではないか。

動物実験では効果を示すのに、なぜ、ヒトを対象にした臨床研究ではことごとく失敗するのだろうか。実は、実験のために作り出すがん細胞と、病気として見つかるがんとでは、大きな違いがある。病気を引き起こしているのは、体内の「がん免疫監視機構」をくぐり抜けたがん細胞の

〝精鋭〟たちだ。そのような手強い集団に対して、免疫機能を少々活性化したところで、低下している防御力を復活させるのは難しいように思える。

二〇世紀半ば以降、メダワーらによって、免疫自己寛容機構の解明が進んだ。二一世紀に入ると、がん細胞を攻撃するT細胞が表面に発現する受容体（TCR）と、それが認識する抗原についても研究されるようになった。そこでわかってきたことは、T細胞の認識するがん抗原の多くは、実はがんに特異的なものではなく、正常な自己抗原、あるいは遺伝子変異を有するような準自己抗原であるという事実であった。

考えてみれば、これは不思議なことではない。がん細胞は、自己の細胞に遺伝子異常が生じたために異常増殖が引き起こされたもので、そもそも正常細胞に由来しているからだ。がん細胞と正常細胞の免疫学的な違いは、作られる自己抗原の量や質が違うだけなのである。

がん細胞は「非自己」とは言い切れない、いわば、〝自己もどき〟の細胞ということになる。「自己」の細胞に由来する抗原と本質的な性質は変わらない。細菌やウイルスなどの外来病原体を攻撃するための強い免疫応答を、こうした自己由来の抗原に対して惹起するのは難しい。これらを考え合わせると、がん細胞に対する「腫瘍免疫」とは、ある意味で「自己免疫」だと捉えるのが妥当である。免疫療法では、がん細胞を「非自己」と見なすのでなく、「自己」の抗原に対する免疫応答によって排除する方法を考慮すべきなのである。

しかし、免疫系が正常に作用していれば、自己免疫は起こりにくい。胸腺で行われるクローン選択によって自己に反応するＴ細胞はあらかじめ排除され、その選別をすり抜けたＴ細胞に対しては、末梢組織に存在するＴレグが「免疫の暴走」を食い止めている。そういう点で、Ｔレグは自己免疫を封じ込める「最後の砦《とりで》」だといってよい。

皮肉なことに、免疫系の暴走を抑える「守護者」であるＴレグが、がん細胞の増殖を手助けしている側面がある。前述したように、がん細胞は、非自己ではない〝自己もどき〟細胞であり、「自己免疫」によってしか増殖を抑制できない。ところが、Ｔレグの基本機能は、自己抗原に対する免疫応答を抑制することであり、必然的にがんに対する免疫応答も抑え込んでしまう。Ｔレグによって、がん細胞への攻撃が弱まったり、阻害されたりすることで、がん細胞の定着や成長が進んでしまう。

実際に、がん細胞の中にはこの効果を利用しようとして、Ｔレグを引き付けたり、他のＴ細胞をＴレグに変化させるシグナル分子を分泌したりするものもある。また、いくつかの研究から、がん患者の血液中や腫瘍内部では、活性化したＴレグが異常に増加していることがわかってきた。がん組織に浸潤しているＴ細胞の三〇〜四〇％、場合によって八〇％近くもがＴレグで占められることもあるというから、驚くほかない。

このように、がん細胞が、〝自己もどき〟細胞であることは、がんワクチン療法にとって最大の障害になっている。ワクチンとは、そもそも外来抗原を攻撃するために免疫応答を高めようというものだ。感染症などを起こす病原体に対してはこの戦略が有効だが、〝自己もどき〟細胞に対してはうまく働かないどころか、むしろ逆効果になったりもする。

なぜなら、がんワクチンは、がん細胞を攻撃するキラーT細胞を活性化させる働きを持つが、同時に免疫を抑制するTレグまで活性化されてしまう。これにより、治療効果が減殺《げんさい》されたり、場合によっては、がん抗原に対する免疫応答をさらに抑制したりしてしまう危険もあると考えられている。これが、がんワクチンならではの複雑さであり難しさで、完全な異物である病原体を標的とした感染症のワクチンとの大きな違いである。

## ▼免疫チェックポイント阻害薬

ヒトのがんでは、乳がん、肺がん、肝臓がん、膵臓がん、消化器がん、悪性黒色腫（メラノーマ）などで、腫瘍局所におけるTレグの増加が認められている。また、乳がん、胃がん、卵巣がんでは、腫瘍内に浸潤しているリンパ球のうち、CD8陽性T細胞（キラーT細胞）に対するTレグの割合が高い場合には、予後不良とされている。

がん治療を目的とした腫瘍免疫の活性化には、いかにしてTレグをコントロールし、その免疫抑制を解除するかが重要になってくる。また、Tレグを過剰に除去すると、自己免疫疾患などを発症する危険性を伴うため、注意を払わなくてはならない。

がん免疫療法では、長らく有効な治療法は見つからなかったが、近年、Tレグに深い関わりのある細胞表面分子を標的として狙い撃ちする「免疫チェックポイント阻害薬」が登場した。従来の薬物療法は、がん細胞を傷害する抗がん剤一辺倒だったところに、大きな変革がもたらされている。Tレグとも密接に関わる免疫チェックポイント阻害薬とは、どのようなものだろうか。

がん細胞に対する免疫応答は、免疫寛容により無効化される。第五章で述べた通り、一九九五年、アリソンが、免疫抑制機能を持つ分子を「免疫チェックポイント分子」と名付け、その責任分子としてCTLA－4を提唱した。CTLA－4は、活性化T細胞だけでなくTレグの表面に恒常的に発現している補助刺激分子であり、抗原提示細胞の表面に発現するCD80やCD86と結合することにより免疫を抑制する機構が発動する。

アリソンは、CTLA－4とCD80やCD86との結合をブロックすれば、本来生体に備わっているがん細胞に対する免疫応答を回復できると考えた。こうして着想されたのが、抗CTLA－4抗体で、薬剤として開発された。

二〇〇三年にヒト型抗CTLA－4抗体の有効性が示され、二〇一一年にイピリムマブ（『ヤーボイ』）が実用化された。皮膚がんの一種である悪性黒色腫に対して有意な延命効果が認められ、その後、治療対象となるがん種が広がっている。

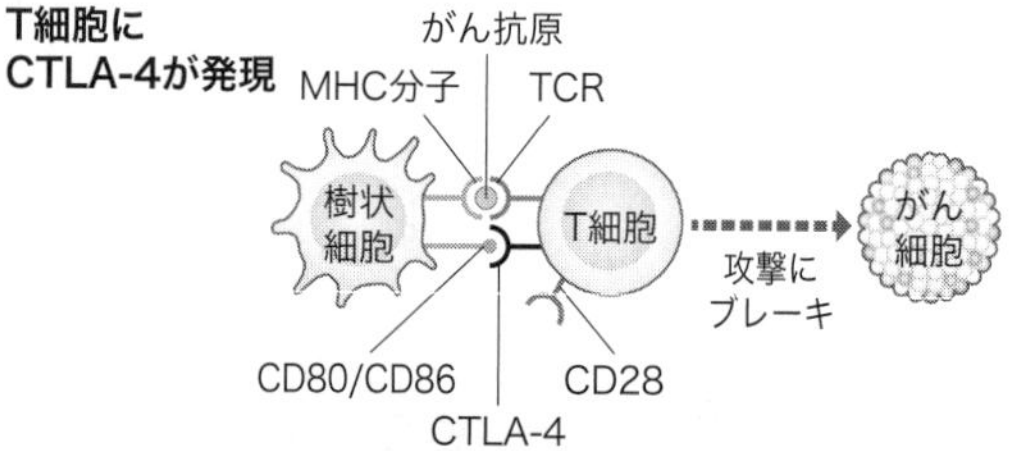


T細胞の表面にCTLA-4（細胞傷害性Tリンパ球抗原4）が発現している場合、これが樹状細胞（抗原提示細胞）上のCD80/CD86 分子と結合してしまい、T細胞の活性が抑制され、がん細胞を攻撃しなくなる。

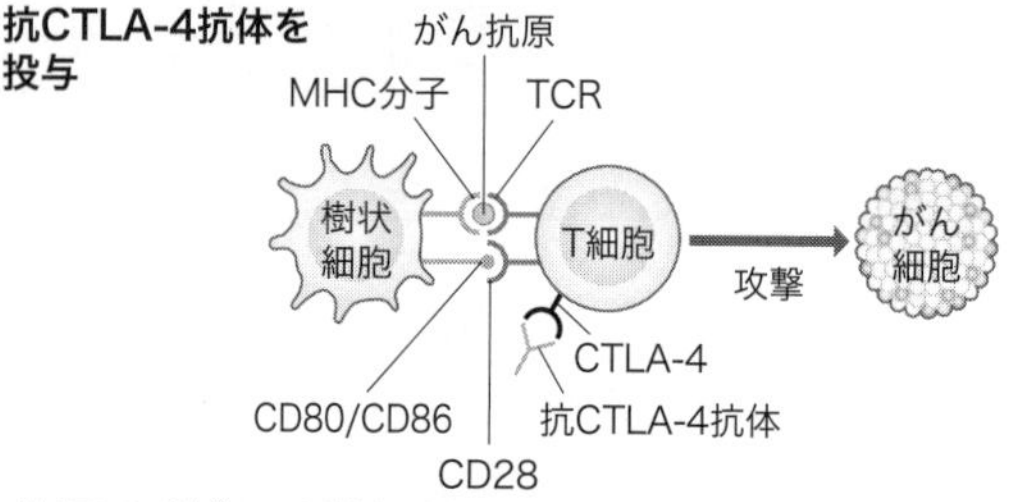


抗CTLA-4抗体は、活性化T細胞のCTLA-4と結合する。これにより、樹状細胞のCD80/CD86はT細胞表面のCD28と結合できるようになり、腫瘍抗原特異的なT細胞が増殖および活性化され、がん細胞を攻撃する。

抗CTLA－4抗体は、Tレグと活性化されたT細胞、両者の表面にあるCTLA－4に作用すると考えられている。実際にイピリムマブ投与後に調べてみると、腫瘍局所でTレグが減少し、抗腫瘍免疫応答が増強していることが確認された。また、Tレグにおいて CTLA－4を特異的に欠損させたマウスでは、同系のマウスの腫瘍を接種しても、腫瘍は退縮してしまい拒絶され

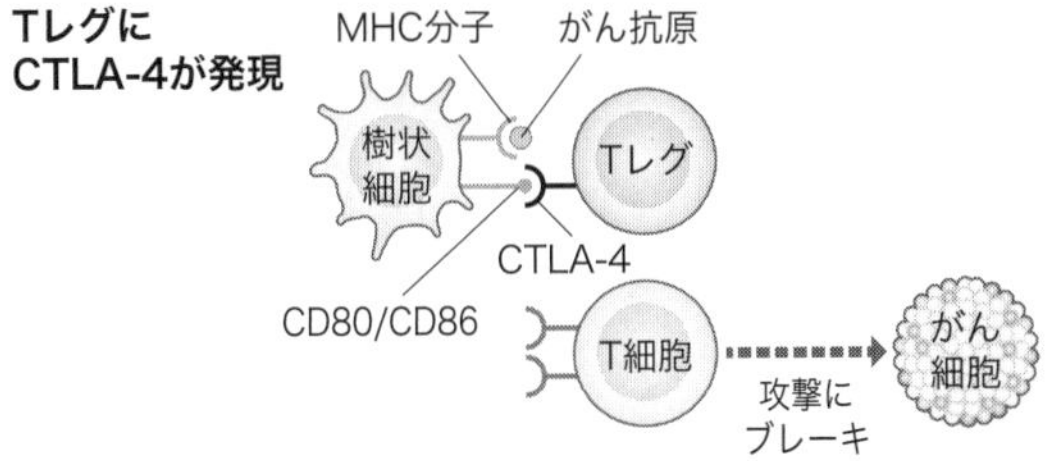


Tレグに高発現するCTLA-4は、樹状細胞上のCD80/CD86の発現を抑制する。その結果、Ｔ細胞は活性化されず、がん細胞を攻撃できない。

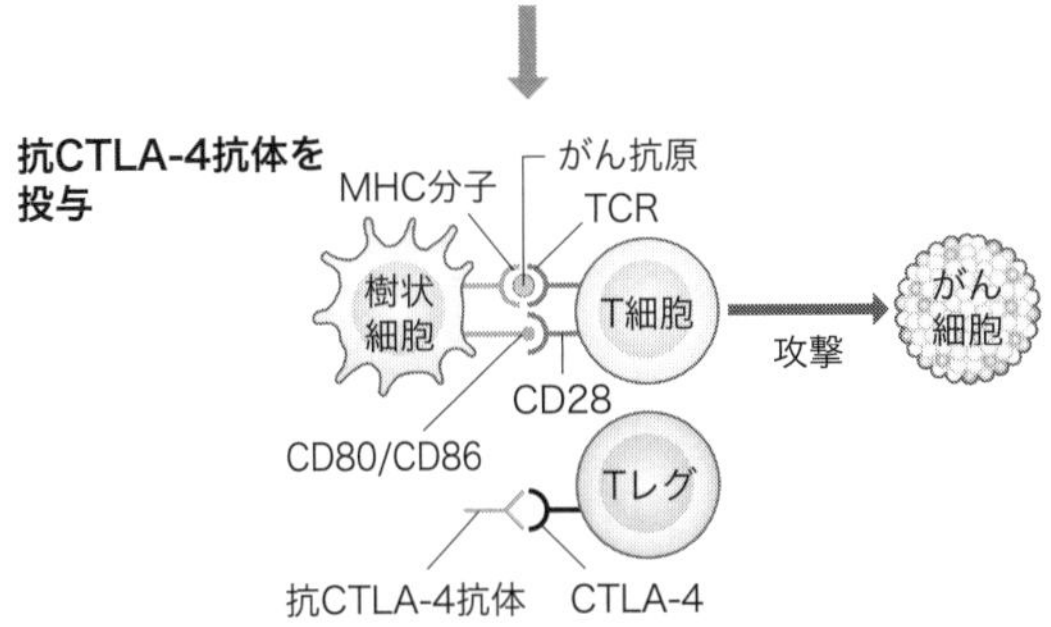


抗CTLA-4抗体は、TレグのCTLA-4と結合して、Tレグの機能低下や腫瘍組織における数の減少を引き起こす。これにより、樹状細胞のCD80/CD86はT細胞表面のCD28と結合できるようになり、T細胞が活性化され、抗腫瘍効果を発揮する。

**図6-1　抗CTLA抗体が効く仕組み**

た。

　さらに、抗ＣＴＬＡ－４抗体はＴレグのＣＴＬＡ－４に結合し、抗体依存性細胞傷害（antibody-dependent cellular cytotoxicity）活性により直接的にＴレグを排除し、抗腫瘍免疫応答を増強することが示されている（図６－１）。抗ＣＴＬＡ－４抗体は、恒常的にＣＴＬＡ－４を発現するＴレグに強く作用すると考えられる。

「免疫チェックポイント

分子」には、本庶佑氏らが一九九二年に発見したPD－1と呼ばれる分子もある。免疫細胞があらかじめプログラムされた細胞死（アポトーシス）を起こす分子を探索する中で、最初に見つかった分子であるため、PD－1（Programmed cell death-1）と命名された。マウスを用いてその働きの解明を進めていくうちに、PD－1は、活性化した免疫細胞に広く発現しており、免疫応答を抑制する機能を持つことが証明された。Tレグは、活性化されるとPD－1を発現し、特に腫瘍内ではPD－1が高発現している。

抗PD－1抗体のニボルマブ（『オプジーボ』）もまた、免疫チェックポイント阻害薬として開発された。ニボルマブは、抗腫瘍免疫応答を増強させ、使用した患者の二～三割程度で長期の奏効が得られている（図6－2）。

これらの免疫チェックポイント阻害薬が、がん免疫療法の可能性を切り拓いた功績は大きく、アリソン氏と本庶氏がノーベル賞を受賞した効果もあって、ブームが一気に盛り上がった。しかし、そのメカニズムについて、十分に検証されているとはいえない。また、残念ながら、現状すべてのがんに効くわけではない。少し冷静に判断しなくてはいけないだろう。

一つの懸念が、近年、ニボルマブの投与によって急速に腫瘍が増大し、病勢進行を示す患者が報告されていることだ。これは、「hyperprogressive disease（HPD）」と呼ばれる病態で、たとえば、余命半年といわれていた人が、急速に容態が悪化して一ヵ月で亡くなってしまうことがあ

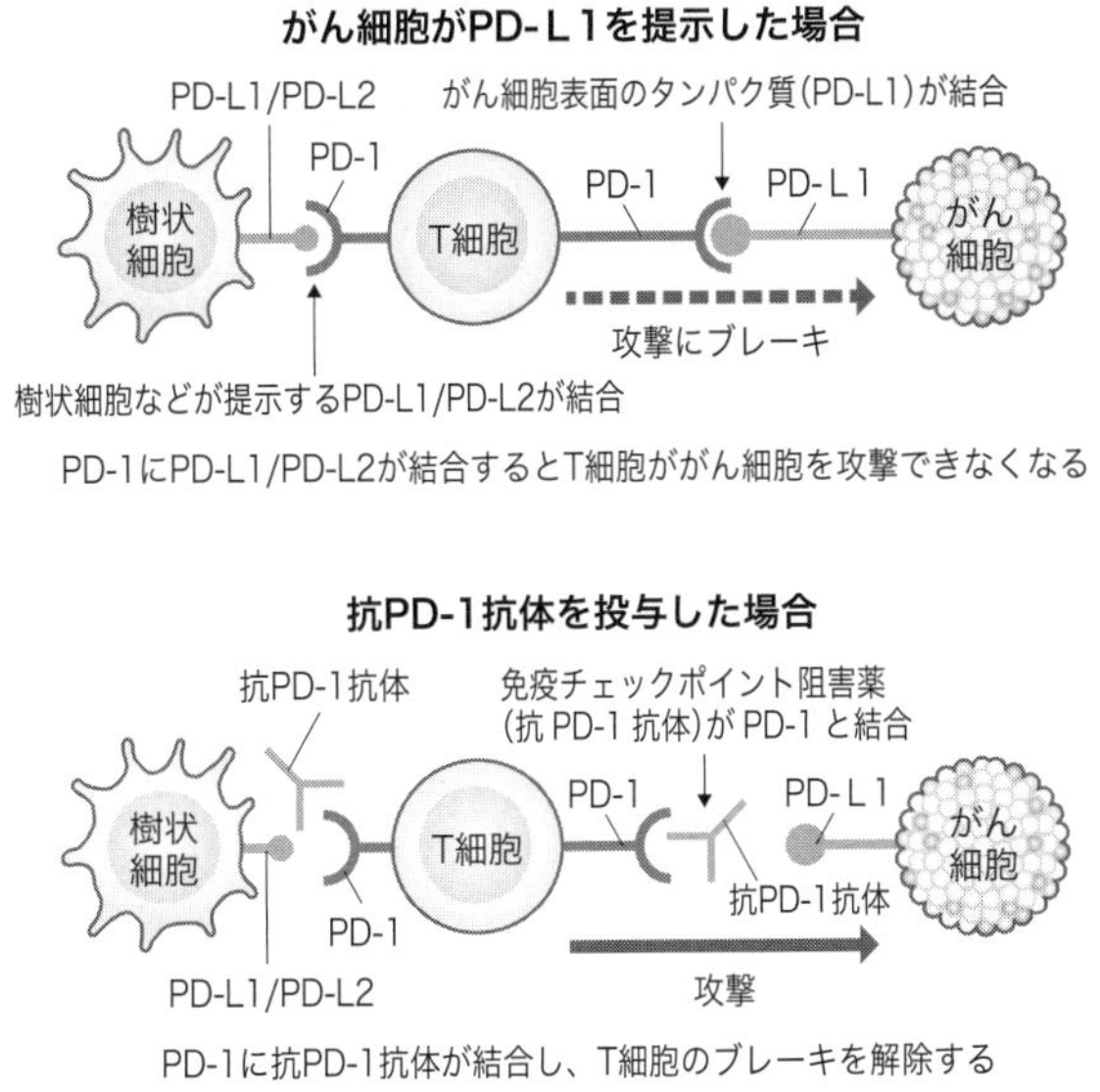


**図6-2　免疫チェックポイント阻害薬が効く仕組み（抗PD−1抗体の場合）**

る。ＨＰＤになる患者の予測因子や臨床経過は明らかになっておらず、大きな問題となっている。

私たちは、国立がん研究センターと共同で、ニボルマブを投与された胃がん患者について調べてみたところ、実に一〇～三〇%がＨＰＤを発症していた。

次に、マウスを使ってそのメカニズムを探ってみた。Ｔレグに発現しているＰＤ－１を、ニボルマブによって阻害すると、Ｔレグが増加して免疫抑制力が高まるために、抗腫瘍効果が低下する。予防策として、ニボルマブと抗ＣＴＬＡ－４抗体を併用すると、ＨＰＤ

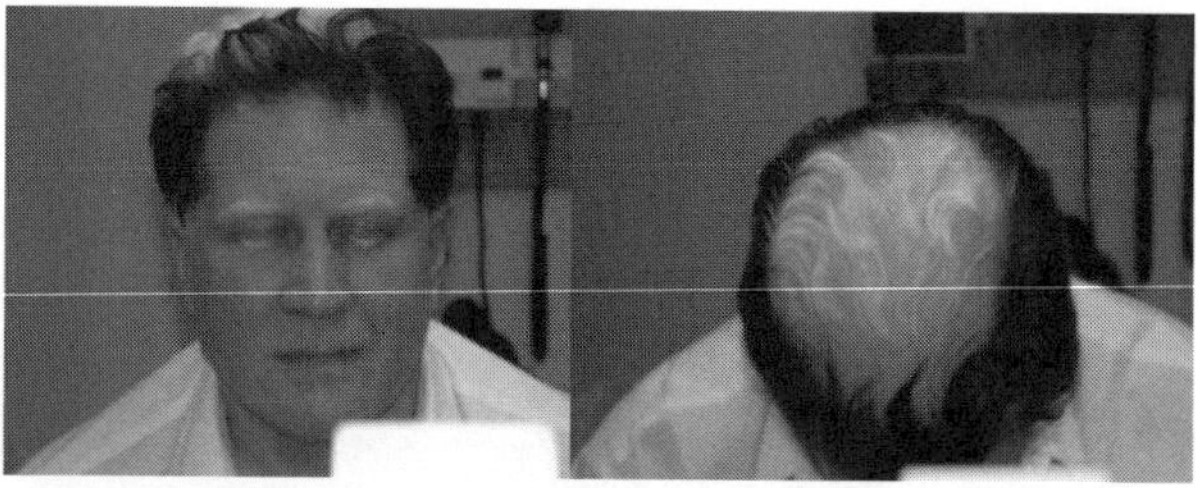

図6-3　イピリムマブ投与を受けメラノーマは消退したが、頭髪、眉毛、まつげ毛脱色素を起こして白くなった（Drs. H. Nishikawa and J. D. Wolchok提供）

発症を抑えられると考えられている。また、HPDになる人は、がんの局所でTレグが増加してくる可能性があり、こちらについても、さらに検討が必要である。

抗PD－1抗体は、抗CTLA－4抗体と比べると、効き目も副作用もマイルドであることから、使われる頻度が高い。しかし、副作用を恐れるあまり、安全だが抗腫瘍効果が現れないような用量しか用いないのでは意味がない。腫瘍免疫と、副作用として現れる自己免疫疾患とのバランスをいかに取るかは、基礎免疫学の一つの大きな課題になっている。

たとえば、イピリムマブを投与されたメラノーマ患者では、腫瘍が消えたのと同時に、「脱色素症」が生じて、毛髪や眉毛、まつ毛が白くなってしまうことがある（図6－3）。メラノーマは、メラノサイト（皮膚に色調を与える細胞）と呼ばれる皮膚細胞ががん化する病気だ。自己免疫と腫瘍免疫はリンクしており、がんを攻撃した細胞傷害性T細胞が、正常なメラノサイトをも破壊してしまったためだとみられている。

理想をいえば、がんだけが消えて、正常なところには影響を与えないでほしい。しかし、がん抗原は〝自己もどき〟であって、正常細胞にも見つかる。薬が効けば効くほどがんは消えるが、正常な細胞も若干影響を受けるのは仕方がない。それくらいの薬でないと、がんを完全に治すのは難しい可能性がある。「肉を切らせて骨を断つ」という表現が適当かもしれない。

孔子が編んだとされる中国古来の歴史書『書経』に、「薬瞑眩《めんけん》せずんばその病癒えず」とある。これは、薬はめまい（瞑眩）がするくらいのものでないと効かないという意味である。

自己免疫の副作用は、効果と裏腹の関係にあり、科学は良い面だけ見ていてはいけないという戒めにもなる。大きな課題だが、科学に基づく解決策は必ずあると考えている。

抗CTLA－4抗体のメカニズムについても論争がある。アリソンらは、がんを攻撃するT細胞のCTLA－4を阻害することで、抗腫瘍効果が発揮されると主張している（図6－1）。しかし、私たちの立場からすれば、抗CTLA－4抗体には、Tレグに発現するCTLA－4を阻害するというメカニズムもある。どちらのメカニズムが優勢なのかは、がん免疫を研究している研究者にとってホットな関心事となっている。

マウスでは、私たちの仮説を証明できるが、ヒトで検証することはなかなか難しい。というのも、抗CTLA－4抗体は、単独でなく別の薬や治療と組み合わせて使われることが多く、抗C

TLA－4抗体だけのメカニズムが何であるのかを判定しにくいのだ。

最大の問題は、抗CTLA－4抗体を投与後、がんが縮小するなど抗腫瘍効果が現れている時に、しばらく時間をおいて、がん病変の組織を採取して調べる生体検査を行うと、そこに確かにTレグが存在していることだ。これが、Tレグは減少していないというアリソンたちの主張の根拠になる。

しかし、もし、Tレグの減少と共にがん細胞が破壊されはじめたら、体内の別のTレグがその現場に駆け付けて、その炎症を抑制しようと働くはずであり、二次的にTレグが増加したとしても何の不思議もない。このように、時間的因果を考えないと意味がないと考えている。

## ▼Tレグを操作するがん治療

〝自己もどき〟のがん細胞を標的とする免疫療法は、「がんワクチン」のように期待される治療効果が上がらなかったり、免疫チェックポイント阻害薬のように治療効果があっても重篤な副作用を招いたりするなど、さまざまな問題を抱えている。そこで注目されているのが、Tレグを操作することで、がん免疫療法の治療効果を高めると同時に、自己免疫疾患の発症リスクを軽減するという、一石二鳥を狙う方法だ。

免疫チェックポイント阻害薬以外に、がん治療に対するTレグの応用として、どのような戦略が考えられるだろうか。

まず、一つ目としては、現在行われている免疫療法にＴレグの観点を入れていくことである。たとえば、従来のがんワクチン療法では、ペプチドや樹状細胞によるがんワクチンで多数の試みがなされてきたが、期待されたほどの効果が上がっていない。治療効果を大規模に調べた報告によれば、三％程度しか客観的な効果がないとされている。

なぜ、このような惨憺《さんたん》たる結果しか出てこないのか。前述したように、がんワクチンを使った場合、がんを攻撃するＴ細胞ではなく、むしろＴレグを刺激しているのではないかとの指摘もある。がんワクチンにより、免疫を抑制するＴレグが活性化され、がん細胞への攻撃力を弱めている可能性すらあるのだ。

こうした事態を防ぐ方法としては、がんワクチンを接種する際に、免疫応答に局所でブレーキをかけているＴレグの働きを抑えることがまず重要である。これが可能になれば、樹状細胞ワクチンやがんペプチドワクチンの治療効果、つまり攻撃性をもっと高められるはずだ。

二つ目は、「細胞移入療法」の強化である。一九七二年に、最初にがん（腫瘍）が発生した組織の中にリンパ球が多く浸潤していると、その患者の予後は良好であることが報告されている。この報告に基づいて、腫瘍組織の中に浸潤しているリンパ球（腫瘍浸潤リンパ球＝tumor infiltrating lymphocyte：ＴＩＬ）を採ってきて体外で増やしたり、あるいは遺伝子改変したりしてがん細胞へ

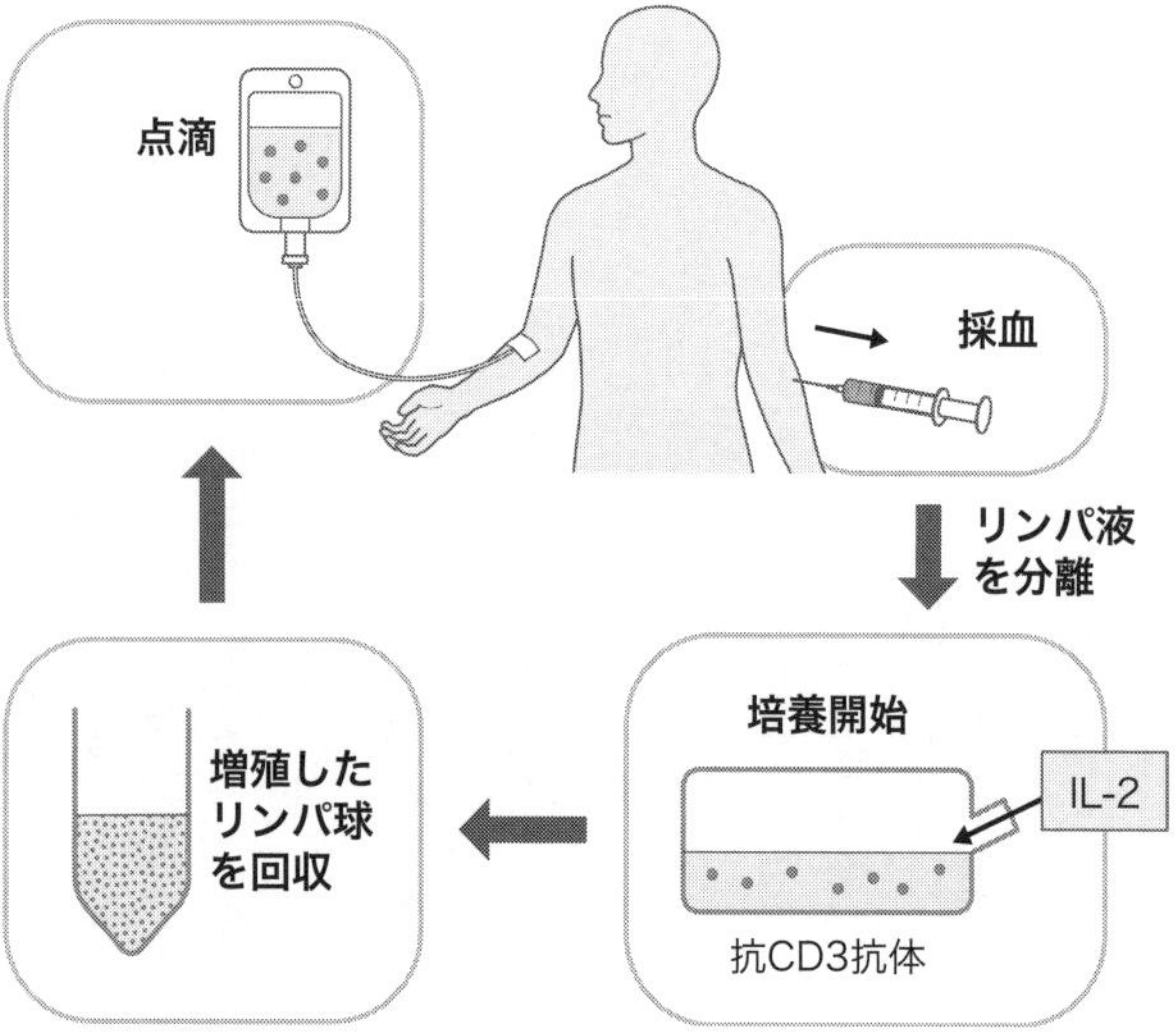

図6-4　活性化リンパ球療法

の攻撃力を高めたのち、がん患者の体内に移入する治療法の開発が進められている。

たとえば、活性化リンパ球療法は、その一つである。これは、がん抗原に特異的に反応する細胞傷害性T細胞（キラーT細胞）を、増殖因子であるインターロイキン2（IL－2）存在下で培養し、増やしてから体内に移入し、がん細胞を攻撃することを目的とした治療法である（図6－4）。

前述したように、がん組織の中には極めて大量のTレグが浸潤しており、その比率は、末梢血中に比べてかなり高い。このため、がん組織から採ってきた活性化（エフェクター）T細胞を増やす時に、浸潤しているTレグを除いて増やすことが重要である。

米国を中心に、腫瘍浸潤リンパ球を体外で増やして、がん組織に対して殺傷能力の高いリンパ球へと誘導し、同時に患者のリンパ球をできるだけ減らしておいてから体内に戻すという治療が研究されている。この操作には、Ｔレグを減らしつつ、戻したリンパ球が増えるためのスペースを作る、という二つの意味合いがある。

三つ目は、がん組織の中にたくさん集まってきているＴレグを操作するという戦略だ。がん組織にどれくらいＴレグが浸潤しているかは、Ｆｏｘｐ３をマーカーにして腫瘍組織を染色してみれば容易に調べることができる。がん細胞に対して反応する活性化Ｔ細胞も、それを抑えているＴレグも、その両方ががん組織の中に集まってきている。とするならば、何とかＴレグを減らして、活性化Ｔ細胞のほうが優勢になるように両者のバランスを調整すれば、腫瘍免疫応答を高めることができるはずだ。

これまで述べたがん免疫療法の三つの戦略の中で、最もシンプルな方法である、Ｔレグを減らし、その後ワクチンを投与する療法の臨床試験は、欧米で実施されている。Ｔレグを安全にうまく減らす方法をまず確立した上で既存のがんワクチンと組み合わせ、どこまで免疫療法を効果的に作用させられるかを検証していくものだ。こうした研究は、今や世界的なトレンドになろうとしている。

## ▼薬を用いてTレグを消す

そのいくつかを紹介しよう。

まず、腫瘍に浸潤しており、腫瘍に対する免疫応答を抑制するTレグを除去する方法がある。私たちは、マウスの実験で、細胞表面にCD25を発現しているTレグを、抗CD25抗体の投与によって除去した後、同系の腫瘍を接種してみたところ、腫瘍は退縮して拒絶された。さらに、腫瘍を拒絶したこのマウスに、同じ腫瘍を一〇倍量で再接種しても拒絶された。また、がんを体内に持つマウスで、Tレグを特異的に除去しても、腫瘍の退縮が認められた。

Tレグの除去により、腫瘍局所で活性化CD8陽性T細胞（キラーT細胞）を増加させ、腫瘍特異的なキラーT細胞の細胞傷害活性を増強できたのだ。これらの結果から、Tレグの除去によって自己免疫疾患が発症するのと同様に、がん免疫においても、腫瘍反応性T細胞が存在し、Tレグがそれらの免疫応答を抑制していると考えられる。すなわち、腫瘍内に浸潤するTレグを除去することにより、キラーT細胞の抗腫瘍免疫応答が活性化されるのだ。

さて、Tレグを除去するために、『Ontak（オンタック）』（一般名デニロイキン・ディフティトックス）という薬を用いた治療法の臨床応用も進められている。オンタックは、CD25陽性の皮膚T細胞リンパ腫の治療薬である。

これは、Ｔレグの維持と機能に重要なＩＬ－２関連分子を標的とした治療法となる。繰り返し説明しているように、Ｔレグはその細胞表面にＣＤ25分子（ＩＬ－２受容体のα鎖）を発現している。オンタックは、ＣＤ25分子（ＩＬ－２受容体）に結合するＩＬ－２にジフテリア毒素を組み込んだ融合タンパク質である。投与したオンタックは、ＴレグのＩＬ－２受容体と結合するので、ジフテリア毒素によってＴレグが消失する。すなわち、オンタック投与でＴレグの数を減らせるのだ。

オンタックによってがん細胞に浸潤しているＴレグを消した上で、がんワクチンを投与すれば免疫抑制を起こすことなく免疫応答を増強できるはずだ。抗原提示細胞である樹状細胞を体外で培養し、がんを認識する能力を強化してから体内に戻す樹状細胞ワクチン療法と併用することにより、腎細胞がん由来抗原への免疫応答を増強させる治療法が既に開発されている。

ＣＤ25は、Ｔレグだけでなく、活性化されたエフェクターＴ細胞にも発現している。このため、がん細胞を攻撃するように誘導された抗腫瘍活性化Ｔ細胞への影響が懸念されていた。しかし、投与時期を調節してＣＤ25の発現レベルを考慮することで、Ｔレグは減少させるが、エフェクターＴ細胞には影響を与えなかったこともあわせて示された。また、他の抗がん剤との併用の成果も出ている。しかし、オンタック単独では、Ｔレグの抑制効果に影響を与えなかったとする報告もある。

ＩＬ－２は、抗腫瘍免疫応答において重要なキラーＴ細胞にとっても必要なサイトカインである。つまり、ＩＬ－２関連分子を標的とした治療は、投与法によっては、Ｔレグと同時にキラーＴ細胞も除去してしまう可能性が高いと考えられている。

少量のシクロホスファミド（『エンドキサン』）には、Ｔレグを選択的に除去する効果がある。これを投与した後、ペプチドワクチン療法を行うと、抗腫瘍免疫応答が増強されて、顕著な延命効果があることも報告された。さらに慢性リンパ性白血病患者において、フルダラビン（『フルダラ』）がＴレグの割合を低下させ、その機能を抑制することも示された。

既存の抗がん剤と免疫療法の併用は、今後の課題となっている。

### 抗体医薬によるＴレグの除去

現在、Ｔレグを用いたさまざまながん免疫療法が検討されているが、その中でも特に有望視されているのが、がん細胞に特異的に現れているＴレグを取り除くアプローチだ。私たちの研究で、Ｆｏｘｐ３遺伝子を高発現しているＴレグががん細胞に浸潤していることが明らかになってきている。

専門的になるが、その概要を説明しておこう。胸腺から末梢組織に出たＴレグは、マスター転写因子であるＦｏｘｐ３を発現して、発生分化と免疫抑制機能を制御していることが知られている。一方、ヒトでは、ナイーブT細胞の活性化によってもFoxp3の発現が誘導されることが明らかになっているものの、そのようなFoxp3陽性T細胞は免疫の抑制活性を持たない。

ナイーブT細胞の分子マーカーの一つであるCD45 RAとFoxp3遺伝子の発現を組み合わせて解析すると、Foxp3陽性T細胞は以下の三つの分画に分けられる。

①ナイーブ（非活性）型Tレグ
②エフェクター（活性化）型Tレグ
③Foxp3陽性T細胞だが免疫抑制活性を持たない非Tレグ

この分類を用いて、悪性黒色腫の局所に存在するTレグを解析してみたところ、興味深い結果が得られた。末梢組織の血液中にあるTレグと比較すると、悪性黒色腫の細胞では、エフェクター（活性化）型Tレグが優位に浸潤していることがわかったのだ。一方、末梢血ではエフェクター型Tレグは多くは存在せず、反対に腫瘍局所にないナイーブ（非活性）型Tレグが多く認められた。このことは、腫瘍局所に存在するがん抗原もしくは自己抗原により、Tレグが活性化されていることと一致している。

このように、腫瘍局所に存在するTレグの多くはエフェクター型であり、ナイーブ型Tレグはほとんど存在しない。このため、がん細胞を攻撃する免疫応答を増強するには、邪魔者であるエフェクター型Tレグを選択的に排除すれば良いと考えられている。

ここで有望視されているのが、エフェクター型Tレグに特異的な分子を標的とした免疫療法であり、その標的の一つに、CCR4（C-C chemokine receptor）といわれるタンパク質がある。

CCR4は、正常な免疫系では、Tレグ、および2型ヘルパーT細胞（Th2）に選択的に発現している細胞表面分子である。興味深いことに、成人T細胞白血病（Adult T-cell leukemia：ATL）細胞では、実に九〇％以上がCCR4を発現している。ATLは、東アジアを中心に、日本ではとりわけ西日本に患者が多い難治性の血液がんで、ヒトT細胞白血病ウイルス1型（Human T-cell leukemia virus type 1：HTLV-1）への感染により、がん化したT細胞（ATL細胞）が異常増殖する病気である。

二〇〇三年にTレグのマスター制御遺伝子がFoxp3であるとわかった後、ATL細胞にもFoxp3が発現しているという報告が相次ぎ、多くの研究から、ATL細胞の多くは、CD4、CD25、CCR4、さらにはFoxp3までも陽性という、Tレグと同一の形質を有することが明らかになっている。つまり、ATL細胞は、TレグがHTLV-1というウイルスによってがん化したものと考えてよいほど、よく似ているのだ。ATL細胞には、実際にTレグとしての機能を有する一群も存在していることが明らかになっている。これらの知見を、Tレグを用いたがん免疫療法に応用することが期待されている。

都合のよいことに、既にＡＴＬ治療薬として、ＣＣＲ４を認識して結合する抗ＣＣＲ４抗体が開発されている。承認を得た医薬品が、Ｔレグ治療にすぐに応用できるのだから、これを使わない手はない。

その薬剤は、協和キリンが上田龍三先生（現・愛知医科大学）らと共に開発したモガムリズマブ（『ポテリジオ』）である。これをＡＴＬ患者に投与すると、ＣＣＲ４陽性の白血病細胞（ＡＴＬ細胞）を攻撃して、顕著な延命効果があることが認められている。モガムリズマブは、同時にＴレグを減らす効果があることもわかっている。

私たちは、抗ＣＣＲ４抗体で、特異的にＴレグを減少させられることを証明し、さらにそれによって免疫反応が上がって抗腫瘍効果があることを、二〇一〇年に報告した。実はＣＣＲ４は、Ｔレグ全体ではなく、一番よく免疫系を抑えるＴレグ亜集団（エフェクター型Ｔレグ）だけに、発現していることも解明した。つまり、そのようなＴレグ亜集団を除去すれば、がん組織からＴレグを消したのと同じことになる。血中の残りのＴレグは消さないですむので、自己免疫反応は抑制され、副作用となる自己免疫疾患も起こりにくいというわけだ。

どのようなメカニズムで抗ＣＣＲ４抗体が抗腫瘍効果をもたらすのか、なぜ副作用がコントロールできるのかを、きちんと示せたことは幸いだった。

愛知医科大と国立がん研究センターなどの研究チームにより、ATL以外の幅広い固形がんを対象として、モガムリズマブを用いた薬物治療の医師主導治験が実施された。

モガムリズマブは、固形がんの患者においても副作用は許容範囲であり、投与したほぼ全例で血液中エフェクター型Tレグを選択的に除去した。一部には、腫瘍特異的免疫応答が増強するケースが存在し、Tレグの減少と共にがんが縮小する効果も認められた。残念ながら、臨床効果は限定的だったものの、エフェクター型Tレグの抑制効果が証明される結果となった。

続く第二段階として、免疫チェックポイント阻害薬として広く使用されている抗PD－1抗体(ニボルマブ)とモガムリズマブを併用した術前の複合免疫療法について、第I相医師主導治験が実施されている。

ただし、抗CCR4抗体によりエフェクター型Tレグが枯渇させられたからといって、がんがそれだけで治るというのは、楽観的すぎるようだ。一部のがんは治るかもしれないが、それだけで十分だとは思えない。臨床試験は臨床の専門家に任せて、私たちはそこから先を考えなくてはならない。

モガムリズマブは、ATL治療薬としての実績もあり、どのような副作用があるかもわかっており、安全面では及第点を与えられるし、抗CCR4の抗体として悪くない薬である。ただし、それだけで十分だとはいえず、ワクチン療法や細胞療法など、さらにいろいろな治療と組み合わせて効果を高めていかなくてはいけない。まだまだ道のりは険しい。

## ▼基本のワクチン療法に立ち戻る

科学的な次の一手として、何が考えられるだろうか。

免疫学の歴史を振り返ってみれば、免疫療法の理想型は、やはりワクチンである。天然痘が根絶されたのは、ワクチンの恩恵によるものだ。

ワクチンは、北里柴三郎が破傷風の毒素から抗血清を作って治療に用いたことに端を発するもので、免疫療法の基本であるといえる。

一八八六年ドイツの細菌学者コッホの下に留学した北里は、師から、破傷風菌の純粋培養という困難な研究テーマを与えられた。致死的な症状を起こす破傷風の原因菌は発見されていたが、純粋培養は世界中で誰もなしえていなかった。北里は粘り強く研究を進め、破傷風菌が嫌気性菌であることを突き止めると、独特の培養器を考案して菌の単離に成功する。さらに、この菌が分泌する毒素の中毒によって破傷風が起こることを証明した。それだけでも十分な成果だが、さらに、この毒素を薄めたものを動物に注射して次第に濃度を高めることで、毒素に対しての耐性をもつという現象を見出した。破傷風の血清療法（免疫療法）を完成させた北里に、コッホは舌を巻いたといわれている。

では、ワクチンでがんが治せるかと問われれば、今のところは治せない。

その理由は前述した通り、免疫細胞を活性化させる従来のがんワクチンは、Tレグまでも活性化してしまうので、効果を十分に発揮できないからだ。しかし、逆説的にいえば、抗CCR4抗体（モガムリズマブ）でまずTレグを除いてからがんワクチンを用いれば、本来持っているワクチンの治療効果を発揮できる。

抗CCR4抗体によって、Tレグを減少させられることは証明ずみだから、次は、ATL患者で、既に抗CCR4抗体を注入した人にワクチンを投与してみて、がん細胞の減少や延命の効果が示せればいい。

ATL治療においてモガムリズマブが適応となるのは、他の抗がん剤が効かない患者であり、投与によって得られる延命効果は、せいぜい半年ほどにすぎない。そこにワクチンとしてがん抗原を加えることで、免疫反応が出はじめれば、生存期間は三年、四年と延長し、そのまま治療が不要になる可能性もある。期待は一気に膨らむ。

さらに、他の固形がんに対しても、抗CCR4抗体でTレグを減らして同時にがんワクチンとうまく組み合わせれば、日本で確立されたがんの免疫療法として世界に示せるかもしれない。

## ▼ワクチンの効果を高めるために

抗CCR4抗体以外にも、Tレグを除去する物質はきっとあるはずだ。しかしながら、ヒトの治療の場合は、安全性が何より重要である。モガムリズマブはATL治療薬として実績があり、副作用も明らかになっていて、安全性については一定の評価を受けている。もし、モガムリズマブより三、四倍も効果が高い薬があれば、新たに探し出す価値がある。しかしその差が二倍程度であれば、実績と安全面を考慮に入れれば、モガムリズマブで十分だともいえる。

繰り返し説明している通り、がんワクチン療法は十分な効果を示せずにいる。その理由の一つには、ペプチドワクチンに頼りすぎてきたという経緯がある。

がんペプチドワクチンとは、がん細胞に特異的に存在するタンパク質の断片（ペプチド）を人工的に合成したもので、これを投与することによって、リンパ球などの免疫細胞を活性化しようというものだ。免疫細胞は、抗原タンパク質のペプチドを目印にして攻撃すべきかどうかを判断する。そこでもし、がんに特有なペプチドを見つけることができれば、がん抗原として用いることができるだろうという発想に基づくものだ。

とりわけアミノ酸が八〜一〇個結合しただけの短鎖ペプチドは、合成が容易で、比較的安価に製造できるという利点がある。ただし、決め打ちした短鎖ペプチドを外から与えても、活性化されているリンパ球にたどり着けないと効果を発揮できない。やみくもにペプチドを放り込んでも、関係ない細胞にベタベタと張り付いてしまったのでは、意味がない。

そのように考えると、ペプチド療法に効果があったというケースは、たまたま、ある段階までリンパ球が活性化された人がいて、その一部で、用いたペプチドが運良く活性化を促進し、結果が出たと考えるのが妥当だろう。

もう少し効率的にワクチンの効果を高める方法はないだろうか。一つの方法として考えられるのが、リンパ球をより効率的に活性化できるよう、短鎖ペプチドより分子量の大きい長鎖ペプチド、あるいはタンパク質の投与である。いうまでもないが、免疫学の基本はタンパク質抗原が抗原提示細胞に取り込まれ、さまざまなペプチドに分解され、T細胞に提示されることである。がん抗原タンパク質は巨大な分子で、一種類のタンパク質だけを安定的に大量生産しようとすれば、高度な精製技術が必要で、高価なものになる。しかし、長鎖ペプチドやがん抗原タンパク質が切り出されていくつかのペプチドに分かれ、それぞれが抗原として提示され、それらに反応するT細胞があれば、免疫反応が起こる可能性はより高くなるはずだ。

現在、抗CCR4抗体であるモガムリズマブと併用するワクチンとして、NY－ESO－1抗原による長鎖ペプチドワクチンを検討している。NY－ESO－1抗原は、食道がん、胃がんなどの細胞中に多く、がんの種類によっては五～四〇%含まれていることがある。NY－ESO－1抗原を用いたワクチンは、安全性についてはほぼ問題ない。何とか、これまでのワクチンが十分な効果を示せなかった歴史を変えたいと思う。

抗ＣＣＲ４抗体とがんワクチンの併用以外にもまだできることがある。

ワクチンの効果を高めるための研究は、まず、より良いアジュバント（ワクチンと一緒に投与して免疫応答を増強する物質）を探しだすことからスタートした。ワクチンのアジュバントといえば、近年では、自然免疫を作動させるためのトル様受容体（ＴＬＲ）の刺激物質を指すことが多い。ＴＬＲが刺激されると、抗原提示細胞である樹状細胞が活性化される。これによって、ＭＨＣ分子や補助刺激分子（ＣＤ80／ＣＤ86）の発現が上昇し、サイトカイン産生などの変化がもたらされて、抗原提示やＴ細胞刺激活性が著しく増強される。具体的には、一本鎖ＤＮＡ（CpG ODNなど）、二本鎖ＲＮＡ（poly I:Cなど）が、このようなアジュバントとなり得るが、さらに良い物を開発する余地はありそうだ。

## ▼進むがん免疫療法の研究

二〇二〇年現在、がん免疫療法に関する私たちの研究チームでは、抗原を利用した治療として、主に四つのアプローチを研究、検討している。

①がん細胞を殺す

②Ｔレグを枯渇させるかその抑制作用を弱める

③（ワクチンにより）抗原を強く効果的に提示する
④T細胞を活性化して遊走させる

私たちの研究は、この四つのアプローチを組み合わせることで、個々の治療法の効果を上げつつ、副作用をなるべく抑えようという方向で進めている。

まず、「がん細胞を殺す」方法は、従来からある細胞傷害性の抗がん剤や放射線でがん細胞を殺す。その時にがん抗原が放出されるので、それを抗原提示細胞が提示することで免疫細胞が活性化される。しかし、Tレグも簡単に活性化されてしまう。免疫系を抑制すれば、免疫の効果が得られにくい。

そこで次が、「Tレグを枯渇させるかその抑制作用を弱める」方法だ。Tレグが持つ免疫を抑制する仕組みを利用して生き延びているがん細胞を攻撃するために、Tレグの働きを阻害するのである。

そして、「抗原を強く効果的に提示する」方法は、抗原の一部を抗原提示細胞により多く取り込ませるため、ワクチンとして外から人為的に投与する方法である。さらに、「T細胞を活性化して遊走させる」方法は、活性化T細胞に発現する分子を標的として、その力を強めるものだ。

目に見える成果を挙げようとするならば、このように作用点の違うものをきちんと組み合わせて、順番をよく考えて実施する必要がある。とりわけ、がん組織にTレグの浸潤が多いことから見て、Tレグの枯渇は極めて重要であり、順番としては、一番目もしくは二番目に必ず行う、ルーチン的な治療にしていくべきだろう。

日本人のがんの特徴の一つは、感染症に起因するものが欧米人に比べると顕著に多いことで、男女いずれも二〇％前後ある。ヘリコバクター・ピロリ（ピロリ菌）の除菌が進んで感染者が減ったことで、ピロリ菌との関わりが大きい胃がんは、今後減少に転じることが期待されている。また、B型・C型肝炎も、インターフェロンによらずにウイルスを排除できる治療薬が登場したことで、慢性肝炎からの肝臓がんの発生も抑えられる見込みだ。

一方で、早期のうちに見つける手軽な検査がなく、転移してから見つかることが多い膵臓がんなどの対策は、大きな課題となっている。膵臓がんと診断された人のうち、手術が可能な人は三割にすぎないといわれる。こうした早期発見の難しい難治性のがんに免疫療法が適用できるようになれば、大きな福音となるはずだ。

対象となるがんの種類を問わないのが、免疫療法の良い点である。しかし、先述した通り、免疫療法だけでは不十分で、がんワクチン療法との併用を忘れてはいけない。膵臓がんの抗原も探索が進められており、それらの組み合わせの発見に期待したい。

## ▼作用メカニズムの理屈を探る

ともに免疫チェックポイント阻害薬である抗CTLA－4抗体と抗PD－1抗体を比較した場合、たとえば、メラノーマに対する効果がより高いのは抗CTLA－4抗体だが、免疫抑制の副作用も強いことがわかっている。PD－1もCTLA－4も同じ遺伝子のファミリーであり、免疫学的には、必ず共通したメカニズムがあるはずである。

抗CTLA－4抗体、抗PD－1抗体の両者を併用することで、前述した通り、急速ながんの悪化（HPD）も予防でき、より奏功率は高まるのではないかと、現在、検討が進められている。

しかし、免疫反応の基本に立ち返ってみると、抗原が処理されて提示され、攻撃するリンパ球が活性化されるが、免疫系を抑えるTレグも活性化される、といった一連のプロセスの中に、実は標的がいくつも存在しているはずだ。異なる標的の組み合わせによってこそ、免疫反応が高まるので、同じ標的（免疫チェックポイント分子）を二つの武器で攻撃しても、実は科学的にはあまり意味がない。

これからの課題は、より科学的に迫ることだ。作用機序のより詳細な分子メカニズムがわかれば、極めて高価な抗体医薬の代わりに、より安価な低分子医薬でそこに働きかける薬を探索することも夢でなくなるだろう。

高価な抗体医薬を血管内に注射する代わりに、口から飲める低分子の内服薬が見つかって、それをしばらく服用してからX線写真を撮ってみたら、がんが消えていたという夢のようなことになれば、極めて簡便で、医療経済的にも申し分のない治療になる。

世界的に見ても、抗PD－1抗体、抗CTLA－4抗体を注射するような高額な治療を受けられる人は、ごく限られている。それよりも、二〇一五年にノーベル生理学・医学賞を受賞した大村智《おおむらさとし》先生が発見し、アフリカの風土病である河川盲目症の特効薬となったイベルメクチンのように、飲み薬で病気が克服できることが重要である。安価で簡便な飲み薬で、がんが予防できる、がんが治せるようにしたい。がん治療薬の開発の方向は、はっきりと見えている。

抗体医薬が作用する分子メカニズムが徐々に解明されていくにつれ、上流のタンパク質に作用する抗体医薬でなく、より下流にある分子を攻撃したほうが、特異性がより高い、もっと効率的で、もっと簡便で、もっと安い薬が生まれてくる可能性がある。そのためには、まずメカニズムを解明することは必須である。それこそが、免疫学研究者としての使命であると考えている。

がん治療へのTレグの応用は、今後急速に進んでいくはずだ。特にがんの免疫療法では、Tレグ免疫療法とワクチン療法との組み合わせで進んでいくだろう。薬でTレグを減らして免疫反応を上げた後に、ワクチンを使う。あるいは攻撃する免疫細胞のお尻を叩くような薬（免疫チェックポイント阻害薬）を使う。もし、それぞれ単独では一〇％しか効かなくても、たとえば三つ組み合わせれば、それらの相乗効果によって六〇％に効くかもしれない。科学として、きちんと理屈と可能性を探ることが責務だと考えて、研究に取り組んでいる。

近年は、Tレグ（CD25分子）を目印にして、近赤外光線を当ててがんを治療しようという免疫療法の研究も進んでいる。これは、米国立衛生研究所（NIH）の小林久隆氏と名古屋大学などが開発に取り組んでいる治療法で、近赤外光線免疫療法（near infrared photoimmunotherapy:NIR-PIT）と呼ばれる。二〇一六年に、マウスで実験に成功したことが報告された。

Tレグは、がんの周囲に集まり腫瘍免疫にブレーキをかける。そこで、Tレグと結合する抗体に、特定の波長の近赤外光線を当てると化学反応を起こす化学物質を付けて、がんを発症したマウスに注射する。すると、近赤外光線を当てた一〇分後には、Tレグが大幅に減少し、免疫細胞ががんへの攻撃を開始したことで、約一日ですべてのがん細胞が消失したというのだ。さらに、一匹のマウスに同じ種類のがんを同時に四ヵ所で発症させて、そのうち一ヵ所に光を当てたところ、すべてのがんが消失したという報告もある。近赤外光線を当てた場所で活性化された免疫細胞が血流に乗って全身を巡り、別の場所のがんも攻撃したとみられている。

この方法は、光を当てた場所のがんを攻撃する免疫細胞だけが活性化され、自己免疫反応は起こらないことも確認されている。全身のがんを容易に治療できる可能性がある。こちらも期待が膨らむ。

第七章

# 制御性T細胞が拓く新たな免疫医療

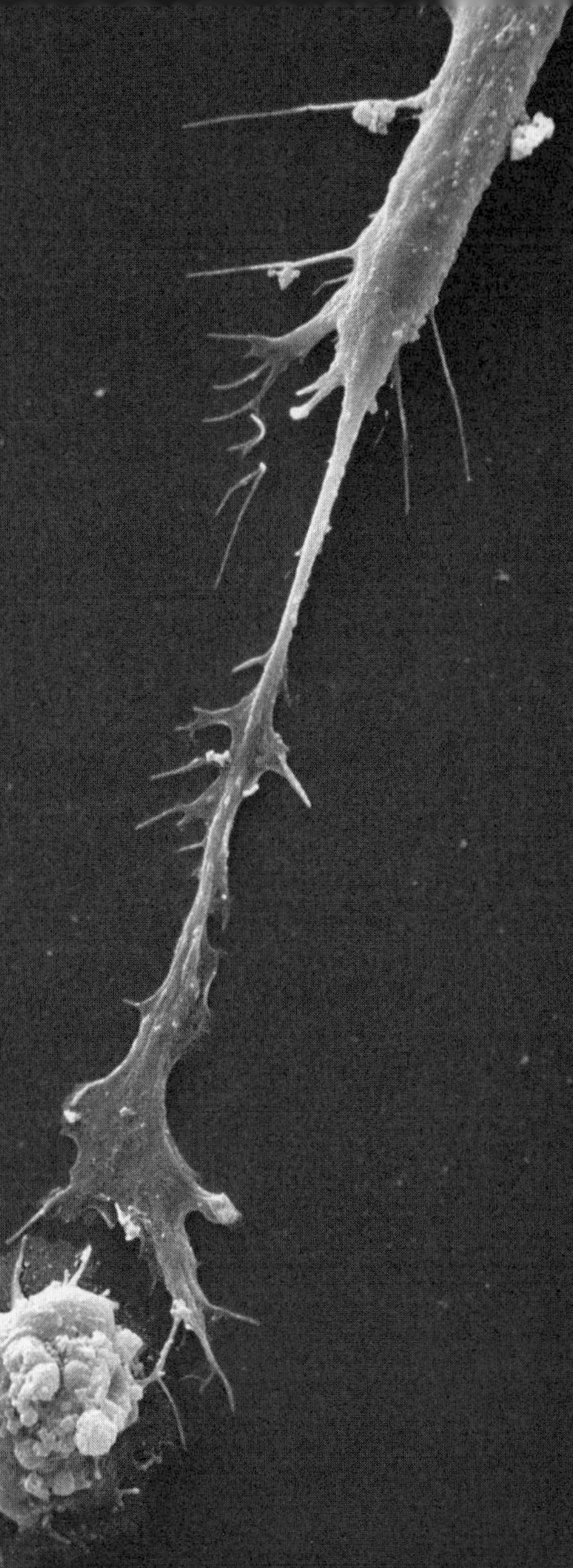

制御性T細胞（以下Tレグ）の臨床への応用は、がんの治療だけではなく、臓器移植の際の拒絶反応の制御、自己免疫疾患、感染症、アレルギー疾患の治療など、多種多様な疾患や症状への対応が考えられている。Tレグの作用を弱めたり強めたりすることができれば、がんや感染症などでは免疫反応を増強し、自己免疫疾患やアレルギー疾患では免疫反応を抑制することで病気を治療できる。ヒトのからだに本来備わっている免疫反応を、さまざまな症状に合わせて制御できれば、薬剤の長期投与に頼ることなく、私たちが苦しんでいる多くの病が克服できるはずだ。

本章では、自己免疫疾患やアレルギー疾患、感染症などの病気に対してどのような応用が可能なのか、具体的に見ていこう。

## ▼移植免疫

臓器移植は、他に代替する治療のない患者を救う治療法として発展してきた。臓器移植で最も深刻かつ宿命的な問題は、同種の個体間で組織や臓器を移植した時に起こる免疫反応、いわゆる拒絶反応である。生体が移植片（移植された組織）を非自己と識別すると、移植片は免疫細胞に攻撃され、生着せずに脱落してしまう。臓器移植の成否は、急性期および慢性期の拒絶反応をいかにコントロールできるかにかかっている。

一口に拒絶反応といっても、それをもたらす免疫反応のメカニズムは、拒絶反応が起きる時期によって異なっている。移植してから概《おおむ》ね三ヵ月程度で起こる急性期の拒絶反応の主役は、細胞傷害性T細胞（キラーT細胞）である。たとえば、腎臓が移植されると、そこから遊離した抗原タンパク質を樹状細胞やマクロファージが見つけて、異物の侵入を免疫の司令塔であるヘルパーT細胞に伝える。その情報を得たヘルパーT細胞は、異物を破壊するキラーT細胞を動員して、移植された腎臓に侵入させて攻撃させようとする。

一方、臓器が生着して、病状が比較的安定してくる慢性期に起こってくる拒絶反応の主役は、B細胞である。三ヵ月を超えた慢性期においては、ヘルパーT細胞が、B細胞に抗体を作るように促す。B細胞からミサイルのように放出された抗体は、移植された腎臓の血管に取り付いて、これを破壊しようとする。

移植後の経過時間により臓器移植における拒絶反応は異なるが、これを防ぐ理想的な方法は、移植臓器に対して、自己の臓器に対するのと同じく安定的な免疫寛容を誘導することである。

ここで、免疫寛容について、簡単におさらいをしておこう。免疫寛容は、そもそも臓器移植の研究から見出された。一九〇二年、ハンガリーの外科医ウルマン（Emerich Ullmann）は、イヌの腎臓を別のイヌに移植する実験を行った。血管はうまくつながれて、移植された腎臓は一時的に正常に機能したものの、やがて機能不全に陥った。これが後に拒絶反応と名付けられ、臓器移植医療にとって越えられない難所となったのだ。

ヒト間の腎臓移植は一九三六年、ウクライナのボロノイ(Yurii Voronoy)によって初めて行われた。死者から摘出した腎臓が、急性腎不全の患者に移植されたが、三六時間後に患者は死亡してしまった。

移植免疫が本格的に研究されるようになったのは、戦争がきっかけだった。第二次世界大戦の初期、熱傷を受けた人に皮膚を移植する場合、同じドナー(提供者)の皮膚を使うと、一回目よりも二回目のほうが生着期間が短くなることが見出されたのだ。この現象の解明を試みたのが、英国の生物学者メダワー(Peter Brian Medawar)で、「一回目の移植によって皮膚に〝記憶〟が残ったのではないか」と考えた。メダワーはマウスを用いた移植実験を繰り返し、これが免疫に由来することを確認し、続いて高等生物には、特定の抗原に対する免疫反応を起こさないためのメカニズムが存在することを突き止め、「免疫寛容」の理論に至るのである。これは、「クローン選択説」を唱えたバーネットとともに、一九六〇年にノーベル生理学・医学賞を受賞するほどの大きな功績となった。

## ▼骨髄移植への応用

免疫寛容は今から六〇年以上前に発見された現象だが、これを人為的に制御することは難しく、臨床的な応用は困難とされてきた。しかしTレグが発見されたことで、これを使って移植の拒絶反応を予防しようという取り組みが本格化している。

健常な人において、Ｔレグは、過度な免疫反応を抑制することにより、免疫自己寛容を維持している。Ｔレグを用いて臓器移植における拒絶反応を防ぐには、Ｔレグに、自己を攻撃する自己免疫細胞ではなく、〝非自己〟である移植臓器に対する免疫反応を抑えてもらわなくてはならない。これはＴレグが本来持っている機能ではないため、そのように仕向けるための操作が必要になってくる。最近の動物実験では、Ｔレグを移植片表面の主要組織適合遺伝子複合体（ＭＨＣ）分子に事前に反応させてから特異的に増殖させることで、移植における免疫寛容が誘導できることが示されている。

欧米では、Ｔレグを使って、白血病などの治療のために行う骨髄（造血幹細胞）移植後の拒絶反応として起こる移植片対宿主病《いしょくへんたいしゅくしゅびょう》をコントロールしようという試みが、臨床応用に近づいている。

造血幹細胞移植は、一九五九年にトーマス（Edward Donnall Thomas）らが、白血病治療のために、近代的な同種骨髄移植を試みたのが始まりだ。これは、一九九〇年にマレー（Joseph Edward Murray）と共にノーベル生理学・医学賞を受賞したほどの画期的な治療だったが、一部の患者は移植片対宿主病に苦しめられることが続いた。

移植片対宿主病は、移植片中に混入したドナー由来の末梢性Ｔ細胞によって引き起こされる合併症だ。レシピエント（移植を受ける側）が移植を受けた後、ドナー由来の一部のＴ細胞がリンパ節に集積し、抗原提示細胞によって提示されたレシピエントのMHC分子を「非自己」であると認識して活性化される。これらの活性化T細胞は、リンパ節を出ると、肝臓、消化管、皮膚などを標的臓器として攻撃し始めるのだ。このため、移植を受けた患者は、免疫抑制薬を飲み続けなくてはならなくなり、その副作用のリスクも抱えることになる。

しかし、骨髄移植と同時に、レシピエント自身、ないしドナーのTレグを移入すると、免疫応答を抑えられる。もちろん細かなノウハウが必要だが、これが、移植片対宿主病の抑制につながると期待されている。

### ▼Tレグを増やす

ここで、アプローチは二つ考えられる。まず、移植を受ける患者のTレグを増やす方法だ。具体的手順としては、レシピエントからあらかじめ採取したTレグを、ドナーの細胞と一緒に培養する。これにより、拒絶反応を抑える能力の高いTレグを増殖させることができる。マウスなどの動物実験においては、移植時にこの培養Tレグ細胞を同時に入れることで、移植片対宿主病を抑制する効果が確認されている。

二つ目のアプローチは、ドナー自身のTレグを入れる方法だ。ただし、採取したドナーの骨髄の中に成熟T細胞が多く含まれていると、移植片対宿主病を発症する恐れがある。そこで、移植片対宿主病を起こすような成熟T細胞だけを除いて、Tレグは残しておく。あるいはTレグだけを増やしておいたものを移入する。ドナーのTレグは、レシピエントのMHCなどを「非自己」と認識して活性化されるので、移植片対宿主病は抑えられるようになる。

造血幹細胞移植において慢性の移植片対宿主病を発症すると、白血病の再発率が低いことがわかっている。できれば、移植片対宿主病を起こすような免疫反応を抑える一方で、白血病細胞に対する免疫反応は高められるのが望ましい。Tレグを用いて、移植片対宿主反応を抑えつつ、腫瘍細胞あるいは白血病細胞に対する移植片の免疫反応を維持する治療法の開発が進められている。

欧米では、Tレグを用いた骨髄移植後の移植片対宿主病の抑制は、既にヒトで臨床試験が開始されており、良好な成績が認められているため、臨床応用が近いとみられている。

いったんTレグが増えてしまえば、免疫反応を制御するバランスは抑えるほうに軌道修正されるので、免疫抑制薬を使い続けなくてもすむようになる。ほとんどの免疫抑制薬には副作用が伴うので、これを使わずに免疫寛容の状態をずっと維持できることが望ましい。

もともと私たちの体の中にあるTレグを増加させることで、患者の身体が自分の組織と同じように移植した臓器を受け入れるようにする。こうした治療により、免疫抑制薬を飲み続けることによる副作用とは無縁となり、体の負担も小さく、投薬コストも抑えられ、より生理的で、より自然な治療法になると考えられる。生理的に免疫系をリプログラミングして拒絶反応を抑えることが可能になれば、免疫療法としては理想に近付くといえるだろう。

生体外で増やしたTレグを移入するのではなく、生体内でTレグを特異的に増殖させる薬剤を探索しようという試みもあり、製薬会社を中心に開発が進められている。候補として挙がっているのがTレグの増殖作用があるIL－2（インターロイキン2）製剤である。既に移植後に低用量のIL－2製剤を投与するという臨床試験も始まっており、良好な結果が得られている。Tレグは高親和性IL－2受容体を常時高発現しており、他のリンパ球よりもIL－2に対する感受性が高いため、IL－2は低容量でも選択的にTレグを増殖させることができる。

Tレグを体外で増やして移入するより負担が軽い治療となることは間違いなく、期待は大きい。そうした薬こそは、次世代の免疫抑制薬となるはずだ。

## ▼自己免疫疾患

第一章でも説明した通り、人口の五％もが、免疫機構が自己の組織を攻撃してしまう自己免疫疾患に罹患しているとされる。そもそもTレグは、自己免疫疾患の研究から見つかってきたので、Tレグを用いた治療の開発は必然的な流れといえる。Tレグの活性を高めることで、自己免疫疾患の治療に結び付けられると期待されている。

従来、自己免疫疾患の治療方針は、活性化T細胞（エフェクターT細胞）をできるだけ除去しようと試みるものであった。しかし、体内に標的となる自己抗原がある以上、自己反応性T細胞が少しでも残存していれば、いずれそれが増殖して再び自己を攻撃するようになる可能性が高い。そこで、活性化T細胞をできる限り除去しつつ、抗原特異的なTレグを強化して移入できれば、自己免疫疾患の新しい治療法が可能になると考えられている。

移植免疫と同様に、いったんTレグが増えてしまえば、免疫反応のバランスは抑える方向に軌道が傾くはずなので、もう免疫抑制薬を使わなくてもよいということになる。さらに究極的には、自己免疫疾患を引き起こしている活性化T細胞をTレグへと変換できればなお良いだろう。そうすれば、標的抗原が未知であっても抗原特異的なTレグを誘導できるはずだと考えられる。

1型糖尿病、多発性硬化症、乾癬《かんせん》（慢性の皮膚角化疾患）などの患者に対して、Tレグを増強する薬物を用いた治療が検討されている。同様の治療は、アレルギー疾患にも役立つかもしれないと期待されている。

たとえば、子どもの1型糖尿病は、重篤な自己免疫疾患である。これに対して、米国では、1型糖尿病に対する抗原特異的なTレグを体外で増やしてから元へ戻す、あるいは体内で増やすという試みがなされている。低用量のＩＬ－2を投与すると体内でTレグが増えて、それが治療に効果があるという報告が出てきている。

また、Ｆｏｘｐ３遺伝子の異常により起こるＩＰＥＸ症候群の患者については、たとえば骨髄移植などにより、正常なＴレグを移入するという治療もある。この場合、Ｔレグを完全に入れ替えなくても、正常Ｔレグが一定以上産生されることによって、免疫自己寛容を回復できると見込まれている。こうした免疫系の軌道修正は、Ｔレグによる治療の大きな利点となっている。

## ▼免疫反応を抑えるだけの治療薬

自己免疫疾患は多様な種類があり、患者数も多いため、治療薬の研究は古くから行われており、免疫反応を効果的に抑えるような免疫抑制薬が既にいくつも開発されている。

まず、第一世代の免疫抑制薬は、増殖しているリンパ球を減少させる細胞傷害性の薬剤である。抗原に反応して、活性化、増殖しているリンパ球を抑えれば、自己免疫疾患は抑えられるという発想に基づいたものである。

細胞傷害性（細胞毒性）を持つ薬は、もともとがんの化学療法に用いられる抗がん剤である場合もある。たとえば、代謝拮抗薬（メソトレキセートなど）やアルキル化薬（シクロホスファミド）などは、抗がん剤である。これらをがん治療に用いるよりも低用量で投与すれば、リンパ球に選択的に働いて減少させられるので、免疫抑制薬として用いることができる。

続く第二世代の免疫抑制薬として、リンパ球の活性化と増殖に関わるリンパ球の細胞内シグナル伝達物質を阻害する薬が登場した。これには、シクロスポリン、日本生まれのタクロリムス（『プログラフ』）、ラパマイシン（別名シロリムス）などがある。T細胞の活性化には、ヘルパーT細胞が産生するタンパク質（サイトカイン）の一つ、ＩＬ－２が必要であるが、これらの薬剤はＩＬ－２の産生を特異的に抑制する作用を持つ。

そして、次なる第三世代は、全く異なる発想で、Ｔレグを増やすような薬を免疫抑制に使うというものだ。ＩＬ－２そのものを免疫抑制薬として開発しようという取り組みは既にスタートしている。Ｔレグの表面に発現するＣＤ25分子は、ＩＬ－２受容体のα鎖であるが、第五章でも説明したように、Ｔレグ自体はＩＬ－２を作らない。これは、外からＩＬ－２が供給されないと、Ｔレグが死滅してしまうということを意味する。そうならないように、ごくわずかなＩＬ－２を入れてやると、Ｔレグはそれを感知して増えようとする。

一方、それくらいの微量のＩＬ－２であれば、投与したところで、他のリンパ球は増えることはない。実際に低用量のＩＬ－２は、Ｔレグだけを選択的に増やすことができる。ＩＬ－２はさまざまな自己免疫疾患の治療に使えるのではないかと期待され、１型糖尿病などに対して、低用量のＩＬ－２を治療薬として使う臨床試験が行われている。

生体内でＴレグを特異的に増殖させる薬剤の探索も進んでいる。免疫抑制薬の一種であるラパマイシンは、少なくとも生体外ではＴレグを選択的に増殖させられることがわかっている。これが、自己免疫疾患の治療に際して他の免疫抑制薬より有利に作用する可能性がある。また、顆粒《かりゅう》球コロニー刺激因子（G－CSF）製剤の投与により、Tレグが自己免疫疾患の標的となる臓器に集積しやすくなることも報告されている。G－CSF製剤とは、好中球など、白血球中の顆粒球（細胞質に殺菌作用のある成分を含む顆粒を持つ）の産生を促進して、機能を高める作用を持つ薬剤である。

Tレグを用いた自己免疫疾患の治療の研究は、まずマウスを用いた実験で基礎データを積み重ねたのちに、ヒトへの臨床応用が検討されるが、この際にいくつか課題がある。まず、Tレグを移入するにあたっては、Tレグを提供してくれるようなドナーを探し出し、移入する細胞数を決めなくてはならない。

Tレグは、末梢組織にあるCD４陽性T細胞の五～一〇％にすぎないため、一人のドナーから多くの細胞を採取することは困難である。細胞の型（MHC）の適合性を考慮に入れれば、自己血由来のTレグを移入することが望ましいが、同様の理由で難しい。

また、自己免疫疾患の治療に際しては、いったん活性化したエフェクターT細胞を抑制する必要があり、予防の場合よりも多くのTレグを移入する必要がある。さらに、マウスと異なるのは、ヒトでは、CD25陽性CD４陽性T細胞中にTレグでないT細胞も多く含まれていることだ。ここに単にCD25陽性CD４陽性T細胞を移入すると、同時に、自らの細胞に反応してしまうエフェクターT細胞も大量に移入してしまうことにもなる。

また、Tレグは自己免疫のみならず、腫瘍免疫をも抑制するため、Tレグ移入により、人によっては発がんのリスクが高まる可能性もある。

このような問題点に対しては、さまざまな工夫が試みられている。まず、Tレグを体外で増殖させて、数を補うという方法がある。また、Tレグを増殖させる際に標的抗原を提示することで、抗原特異性を高めることもできる。さらには、培養の際に特別なサイトカインを加えることにより、Tレグでない T細胞から抗原特異的なTレグを作り出せるとする報告もある。最近、私たちはエフェクターT細胞を試験管内でTレグに転換する技術を開発している。転換したTレグによる細胞療法を目指している（後述227ページ）。

一方、CD25をマーカー（目印）として採取したT細胞には、CD25陽性エフェクターT細胞が混入している場合があり、そこからTレグだけを分離するには、よりTレグに特異的な細胞表面マーカーが必要である。現在のところ、Tレグに最も特異的な分子はFoxp3であるが、これは細胞表面には発現していないため、生きたTレグを採取する際のマーカーとするには不向きである。いくつかの細胞表面抗原を組み合わせることで、より純度の高いTレグを精製することは可能ではあるものの、より簡便で特異度の高いTレグマーカーの開発が期待されている。

## ▼Tレグで感染症に打ち勝つ

人類の歴史は、感染症との戦いの歴史であるといっても過言ではない。天然痘、ペスト、チフス、コレラ、破傷風、結核など、死病と恐れられていた感染症と闘いながらも、人類は生き永らえてきた。一国あるいは一地域に暮らす大多数の人が死亡することもあり、時として、感染症は歴史を左右するほどの脅威となった。さまざまなワクチンや抗菌薬（抗生物質）が登場してきているが、ウイルス、細菌、寄生虫などの病原体によるあらゆる感染症から免れることはできない。

ここでも、Tレグを除去あるいは減少させることにより、免疫応答を亢進《こうしん》させる研究が進められている。たとえば、結核やHIV／エイズのような難治性の感染症の治療には、Tレグを減少させて宿主の免疫応答を亢進させる方法が、特に有効であると考えられている。

この場合の治療方針は、がんに対する免疫療法とほとんど同じで、ワクチンの効果をいかに高めるかがポイントとなる。たとえば、ヒト免疫不全ウイルス（HIV）は、非常に変異を起こしやすく、エピトープ（抗原決定基）に変異を起こすと変異体ウイルスとなって、免疫防御反応である細胞傷害性T細胞（キラーT細胞）の攻撃から逃れてしまう。このため、ワクチンを作ろうにも、一つの抗原を対象にするだけではすまず、困難が付きまとっている。

ウイルス自体が抗原性を変えていく中で、どれだけ有効な抗原を探していくか、あるいは投与法を考えていくかが重要になってくる。同時に、ワクチンを受ける宿主の免疫応答をいかに高めるかも大切である。また、ワクチンの開発に加えて、ワクチン接種部位で局所的にTレグを減らして免疫反応をより強く惹起する方法がないかも検討していくべきである。

## ▼新型コロナウイルスとTレグの働き

未知の病原体に遭遇し、新興感染症が蔓延することは、現代でもあり得る。

たとえば、二〇二〇年の年明けから、人類は、新型コロナウイルス（SARS-CoV-2）による感染症（COVID-19）のパンデミック（世界的大流行）という、新たな脅威に直面することとなった。COVID-19は高齢者で悪化する傾向が見られているが、加齢に伴って免疫を担うリンパ球の反応性が落ちる半面、Tレグは増加してくるので、高齢者の免疫反応が抑え気味になるのは、無理からぬ面もある。

また、COVID-19が重症化した結果として、サイトカインストーム（急激な免疫の暴走）が起きると、致死的になることが知られている。慢性的な炎症反応であれば、Tレグは免疫の行き過ぎを抑えて鎮静化し、バランスを保つ方向へと持っていくことができる。しかしながら、サイトカインストームのような急性期の炎症の場合、Tレグはその場に駆け付けはしても、多勢に無勢で、力負けしてしまい、暴走を抑えることができない。一気にサイトカインを中和できる抗IL－6レセプター抗体（トシリズマブ）のような薬剤が、極めて有用だろう。IL－6（インターロイキン6）は、大阪大学の元学長である岸本忠三先生が発見した炎症に関わるサイトカインであり、トシリズマブ（『アクテムラ』）の創薬まで導いた。

では、Tレグが、新型コロナウイルスの前に全く無力かというと、そうでもない。

世界中でワクチンが開発されているが、抗体価をより高めるためには、前述した通り、ワクチンを接種した局所におけるTレグを減らしておくことが有用だと考えられる。Tレグを死滅させる薬剤、あるいはTレグの増殖を抑制する薬剤を、あらかじめ投与しておくのだ。これにより抗体価を大幅に上げられる可能性がある。

長い目で見れば、人類は、新型コロナウイルスを克服することができるだろう。そしてまた、このような未知の感染症に見舞われることは今後もあり得るだろう。その時に、Tレグを用いて、いかにして効果的な治療につなげられるかを考えていきたいと思う。

## ▼Tレグは生物共存の切り札

感染症を引き起こす病原体を退治する上で、宿主の免疫応答を抑制するTレグは厄介な存在だともいえるが、Tレグが常におとなしくしていればよいというわけではない。そのことを示す例として、Tレグの機能低下がもたらす炎症性腸疾患が挙げられる。少なくとも一部の炎症性腸疾患は、私たちの腸内に棲息《せいそく》している細菌「腸内細菌」に対して過剰な免疫応答が起きることにより発症してくる。健康な人に対しては、腸内細菌は何も害を与えず、むしろ利益をもたらすといわれている。しかし、アレルギーと同じように、免疫が腸内細菌に対して過剰反応してしまうと炎症性腸疾患が起きる。

私たちは腸内細菌と共生している。ヒトの腸管は人体最大の免疫器官であり、五〇〇〜一〇〇〇種類、一〇〇兆個以上という膨大な数の腸内細菌が棲みついているとされる。これらが生体にとって異物であることは間違いない。にもかかわらず、免疫系がこれらを攻撃しないのはなぜだろうか。

腸内の常在細菌の大半は、いわゆる〝善玉菌〟であり、食物の消化を促すだけでなく、〝悪玉菌〟を排除してくれている。一方で、隙さえあれば腸内に棲みつこうとする、サルモネラ菌のような危険な〝悪玉菌〟もいる。このため、正常な免疫系は、有害な悪玉菌を排除しつつも、こうした有用な腸内細菌の存在を大目に見ているのだ。

腸内細菌が、宿主であるヒトと共生していけるのは、腸内細菌に対するヒトの免疫応答が、あるレベルにほどよく調節されているからにほかならない。進化の過程で、Tレグは、そういう微生物との共生に関与してきたと考えてもよいだろう。

一九九〇年代に、英国の免疫学者ポウリーらが、遺伝的に免疫細胞を欠損しているマウスにTレグを除いたT細胞を移植したところ、腸内細菌に対して攻撃を始めた。この結果、多くのマウスは激しい慢性腸炎を起こして死んでしまった。

移植を受ける前のマウスの免疫系は、腸内細菌を攻撃することはなかった。ところが、移植されたTレグのない免疫細胞は、腸内細菌を攻撃しはじめ、その過程で腸の組織も巻き添えに遭って、攻撃を受けるようになってしまったようだ。

しかし、Tレグを移入した場合には、何の問題も起こらなかった。腸疾患の発症を防ぐことができたのである。免疫系の反応は非常に鋭敏であり、腸内細菌を攻撃する準備を整えているが、Tレグはそれを抑制しているというわけだ。この敏感さは、有害な異物に対する反応にも影響しており、Tレグは強すぎる反応を抑制しているようだ。

Tレグによるコントロールには誤謬《ごびゅう》がないわけではない。時として、Tレグによって免疫系の能力が抑えられたために、侵入者を完全に排除できなくなり、体内で生き延びて再び勢いを取り戻す細菌もあると考えられている。胃潰瘍や胃がんの原因となるヘリコバクター・ピロリ（ピロリ菌）は、胃の内部という強い酸性の環境でも生存できる。これは、Tレグにより免疫系の攻撃力が鈍ったため、生き残ったのだといわれている。

しかし、侵入してきた微生物の一部が生き残るのは、必ずしも悪いことではないこともわかってきている。

米国立衛生研究所（NIH）のサックス（David Sacks）らは、マウスにほとんど無害な寄生虫を感染させてみた。すると、免疫系に全く問題がない場合でも、何匹かの寄生虫は体内に残り、宿主には害を与えないレベルにとどまっていた。その後、再度、マウスをこの寄生虫に感染させたところ、効率的な反応が迅速に誘発されて速やかに駆除できたという。

一方、Tレグの数が少ない場合には、免疫反応はより強くなり、寄生虫は完全に駆除されたものの、再感染した時の反応ではむしろ駆除効率が悪くなってしまった。免疫記憶の仕組みは、二度目以降の感染の際に素早く対処するために重要である。侵入者と一度も接触したことがないと対応が遅れるが、Tレグは、抗原を適度に生体内にとどめておくことによって、免疫記憶の維持にも貢献しているようである。

Tレグは、全身のCD4陽性T細胞のうち一〇％にすぎないが、腸管の粘膜固有層では非常に多く、その割合は三〇％以上に達している。

腸管には、腸内細菌が棲みついており、外界からも常に異物が入ってくる。食物の栄養分は腸管から吸収されるが、そこには、魚や動物の肉も含まれている。腸管は「自己」でないタンパク質に常にさらされているため、それなりの強い免疫調節がなされている。異物だからと、免疫系が腸内の細菌叢《さいきんそう》に対して過剰に反応すれば大ごとになる。食肉のすべてに反応すれば栄養が摂取

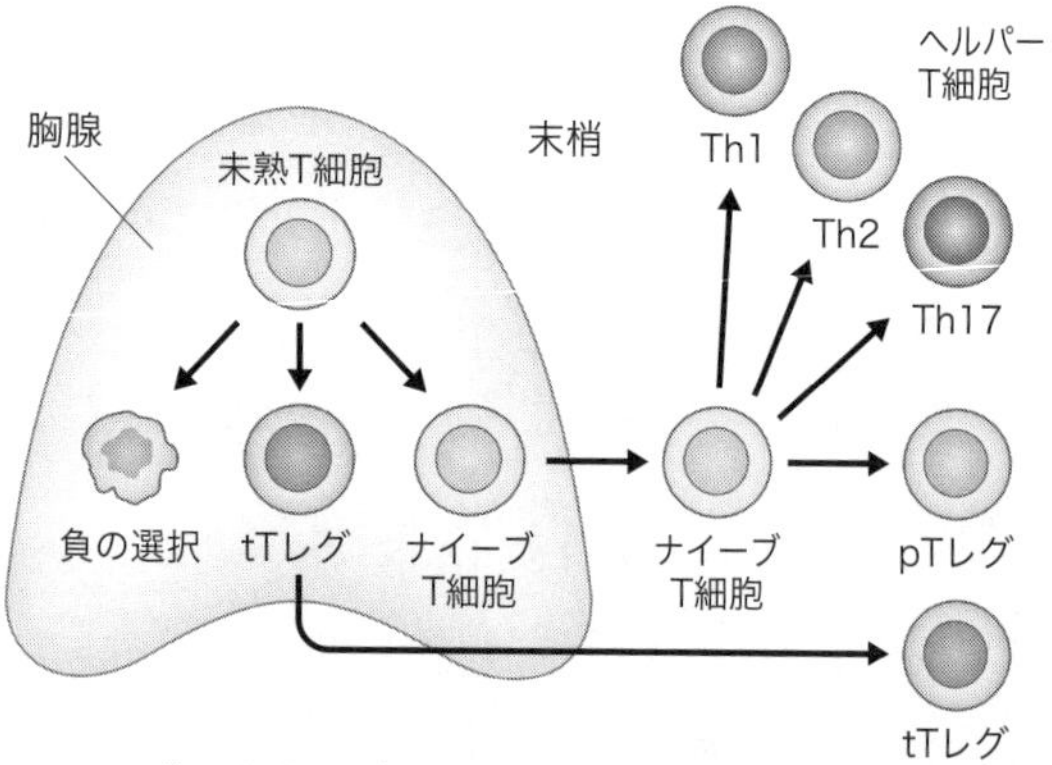


**図7-1　Tレグの分化モデル**

Tレグは、胸腺で分化した胸腺由来Tレグ（tTreg）と、末梢組織においてナイーブT細胞から誘導された末梢由来Tレグ（pTreg）に大別される。共にCD25陽性CD4陽性T細胞であり、マスター制御遺伝子としてFoxp3を発現する

できなくなるので、腸管における免疫反応は非常に厳しく制御されている。

このため腸管では、胸腺由来のTレグだけではなく、普通のリンパ球（T細胞）がFoxp3を発現して、Tレグになって免疫を抑制するようになる。

胸腺内で自然発生した胸腺由来Tレグ（Thymus-derived Treg：tTレグ）に対して、末梢組織において分化誘導されたものは「末梢由来Tレグ（Peripherally-drived Treg：pTレグ）」と呼ばれる（**図7-1**）。tTレグとpTレグは、表面マーカーによりある程度区別できる。[※章末注1] マウスにおいては、胸腺由来のtTレグの割合が、生体内のTレグ全体の約九〇%とされ、圧倒的に多い。また、両者はT

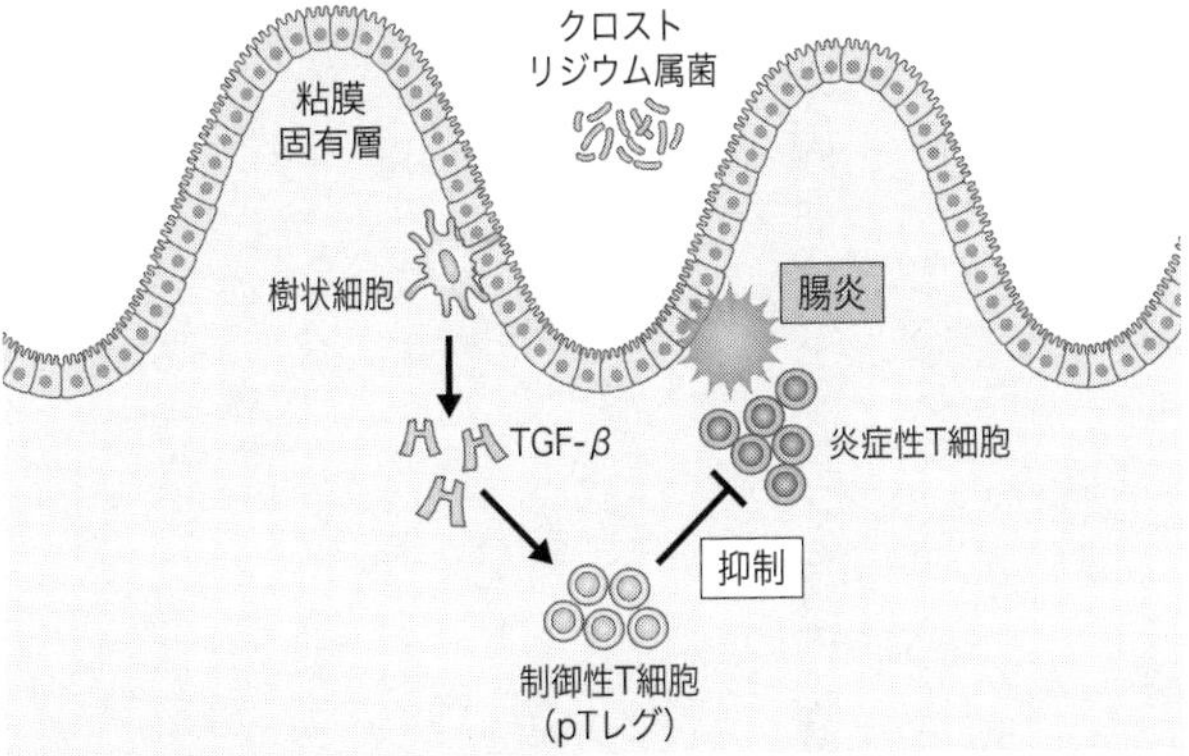


**図7-2　粘膜固有層におけるpTレグ**

マウスの消化管、特に腸粘膜においては、末梢由来Tレグ（pTreg）が豊富に存在しており、炎症の抑制に重要な役割を果たしている。最近の研究により、マウスの大腸の粘膜固有層においては、腸内細菌であるクロストリジウム属菌がTレグの強力な誘導因子であることが明らかになった。腸管の樹状細胞を刺激すると、TGF-β（抗炎症性サイトカイン）が産生され、Tレグが誘導される

細胞受容体のレパトア（レパートリー）が同じではなく、特異的に認識できる抗原が異なっている。腸管では、胸腺由来のtTレグだけでは腸管内の抗原をカバーしきれないため、末梢性のpTレグが誘導される。これは、「非自己」の抗原に対しても、免疫寛容が誘導できるように生体が獲得した重要なメカニズムではないかと考えられている。tTレグとpTレグを合わせて内在性Tレグ（naturally occuring Tcell：nTレグ）と呼ぶ。

一過的なのか永続的なのかはわからないが、マウスでは、腸管で末梢性のpTレグが産生されていることが確認されている。中でも、粘膜固有層にあるリンパ節の周辺においては、pTレグの産生が

最も活発であるという。粘膜固有層は、粘膜表面からさまざまな栄養成分などを取り込み、肝臓へと運ぶ門脈に流す際の通過点に当たり、多くの異物が通り過ぎる場所にある。

無菌マウスにおいては、大腸のTレグの数が顕著に減少していることから、pTレグの分化や増殖には、腸内細菌の存在が大きく寄与していると考えられている。大腸においては、クロストリジウム属菌が、Tレグを誘導することが報告されている（図7-2）。大腸では、Tレグの五〇％以上が末梢由来のpTレグだと考えられている。

胸腺でTレグが作られないと、重症で致死的な自己免疫疾患が起こることが知られている。では、末梢組織である腸管でTレグが作られないと、どうなるのだろうか。恐らくは腸管免疫に異常を来して、炎症性腸疾患が若干増えるのではないかというのが、現在までのコンセンサスである。

## ▼大腸がんにもTレグと腸内細菌が関わる

大腸がんの腫瘍に浸潤したT細胞を調べてみると、Foxp3低発現CD45RA陰性で、免疫抑制能を持たず、むしろサイトカインを産生するようなTレグではないT細胞が多く存在していることがわかった（185ページ参照）。

さらに、このFoxp3低発現T細胞が多く浸潤するタイプの大腸がんにおいては、腸内細菌が腫瘍へと浸潤することによって炎症反応が起こっていた。この腸内細菌が、Ｆｏｘｐ３低発現T細胞の分化を誘導して腫瘍免疫を亢進させており、Ｆｏｘｐ３低発現Ｔ細胞が浸潤していないタイプの大腸がんよりも予後が良好であった。

したがって、腸内細菌叢が大腸がんの炎症反応の抑制に関与している可能性を示唆するものである。特に腸内細菌が浸潤しているような大腸がんにおいては、腸内細菌の制御が治療に応用できることが期待されている。

## ▼妊娠と免疫抑制

一方、Ｔレグは、妊娠を維持する上でも、胎児と母体にとって重要な役割を果たしていると考えられている。

妊娠した母体がどのようにして胎児に対する免疫寛容を維持しているのだろうか。そのメカニズムの解明は、今なお免疫学の重要な課題となっている。

実は、母体にとって、妊娠は臓器移植と本質的に変わらない。胎児は遺伝子の半分を父親から受け継いでいるため、遺伝的に半分は母親と異なり、母体にとって〝異物〟であることから拒絶反応を起こすリスクがある。にもかかわらず、母体の血液中の免疫細胞が胎児を攻撃することがないのは、免疫学がいまだに解明できずにいる謎である。

実は、胎盤（子宮壁と胎児を結ぶ組織）の一部である栄養膜は、物理的な防護壁となるだけでなく、免疫抑制分子を作り出すなど、さまざまなメカニズムで妊娠の維持に関与しているとされる。こうした仕組みがあるからこそ、異物である胎児は免疫反応から守られている。

同時に、母体の免疫系にも変化が現れる。多発性硬化症のような自己免疫疾患の患者は、妊娠すると症状が軽減するという報告がある。これはTレグが活性化することによって、体内で起きている過剰な免疫反応が抑制されているからだと考えられている。この点については、直接的な裏付けも得られている。英国ケンブリッジ大学のベッツ（Alexander Betz）らは、妊娠したマウスでは、胎盤に大量の父親抗原特異的なTレグの集積が見られたと報告している。

一方、異常妊娠である流産や妊娠高血圧症候群では、末梢血ならびに妊娠子宮でTレグの数が低下していた。さらに、妊娠した動物からTレグを除去すると、胎児に対する拒絶反応が起きる。栄養膜を越えて母体から胎児へと大量の免疫細胞が侵入することで、着床不全や流産が引き起こされる。自然流産を繰り返す女性の中には、Tレグの活性が不十分な人がいる可能性が考えられている。

このように胎児と母体における免疫寛容において、Tレグは重要な役割を果たしているが、研究途上で不明な点も少なくなく、全容解明は免疫学の重要な課題の一つである。

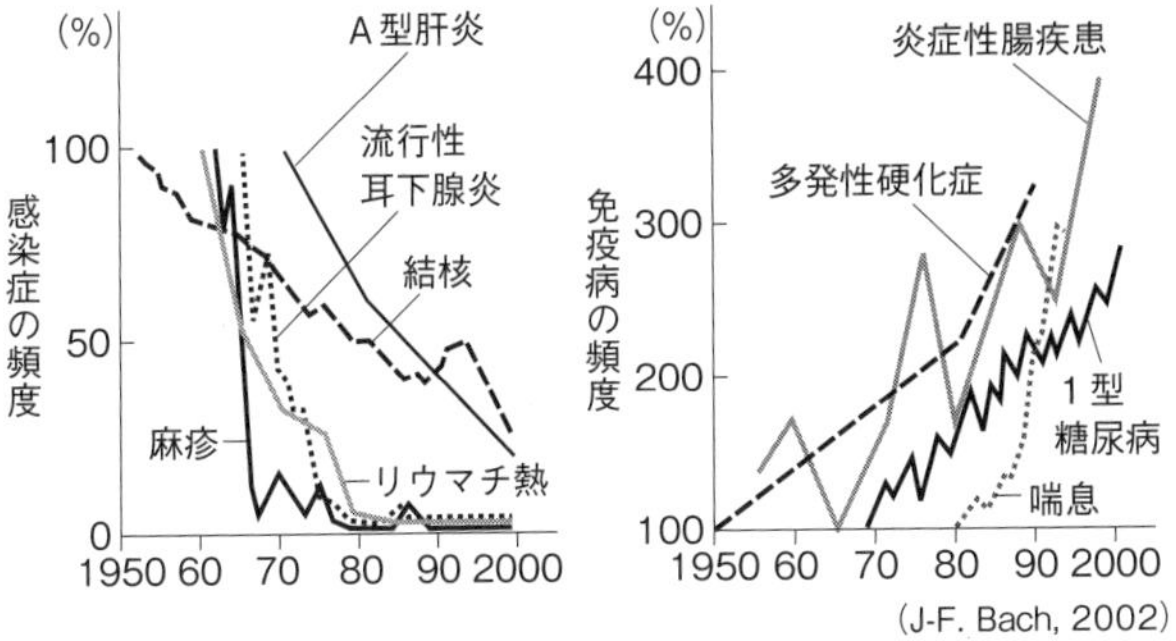


**図7-3　先進国では、感染症の減少とともに、自己免疫疾患、アレルギー、炎症性腸疾患が増加している**

## 不安定な免疫バランスが生むアレルギー

とりわけ先進国においては、ヒトの集団で罹りやすい病気が変化している。一九五〇年から二〇〇〇年にわたる半世紀間で、先進国で増えている病気が、喘息《ぜんそく》のようなアレルギー疾患である（図7－3）。また、1型糖尿病、多発性硬化症などの自己免疫疾患や炎症性腸疾患は、いずれもこの半世紀余りで明らかに増えている。

一方で、先進国では感染症の罹患者は減っている。つまり、この半世紀余りで増えてきた病気は、まさに第五章で述べたIPEX症候群で起こる病気（自己免疫疾患、アレルギー、炎症性腸疾患）と同種なのだ。誰もがTレグを体内に持っており、それが異常を起こせば、極端な場合にはIPEX症候群にもなり得る。そこまでいかなくても、遺伝的に少しだけ感受性が高い、あるいは病気を起こしやすいという背景がある人の場合、Tレグにわずか

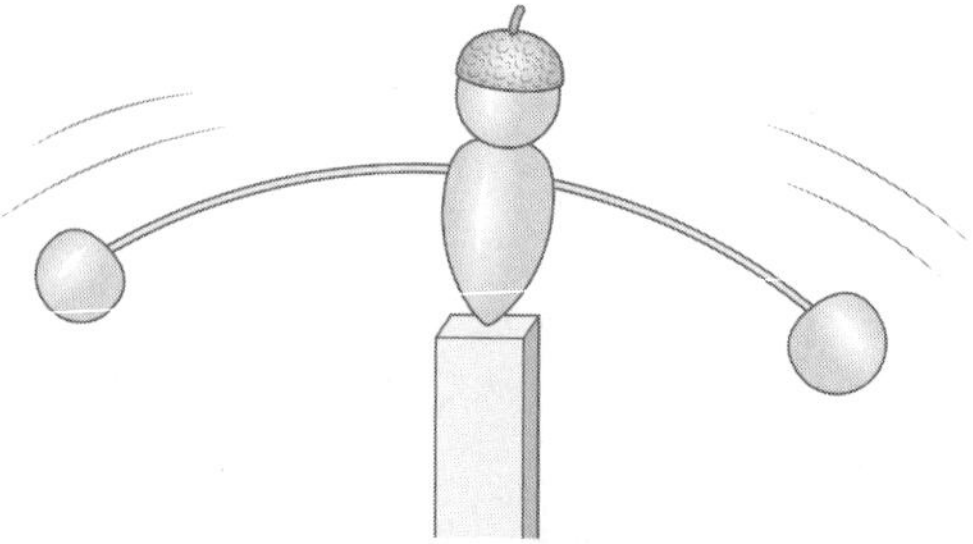

**図7-4　軽いおもりでバランスをとる「やじろべえ」はわずかなバランスの変化で一気に片側に傾く**

な異常があるだけで、病気のほうに振れてしまう。

現代のように社会全体が非常に衛生的になると、さまざまな病原体や異物と接触する機会が減るため、免疫系はあまり鍛えられないとされる。とりわけ先進国では、そうした傾向が高いといわれている。衛生状態が良い、栄養状態も良い、感染症は少ない……といったさまざまな因子が重なって、免疫系があまり刺激を受けないと、病原体を攻撃する側の能力が十分に訓練されなくなるのだ。同時に、非常に衛生的な環境では、免疫の過剰反応を抑える力も鍛えられない。いわば、「免疫系の鍛錬不足」が、アレルギーをはじめとするさまざまな免疫疾患の発症数の増加につながっていると考えられる。

免疫系の攻撃する能力が低下しているのだから、免疫を抑制する力も少々低下したとしても問題が生じないと思われるかもしれない。しかし、免疫系の機能低下は極端な結果を生みやすい。

左右のおもりでバランスを取っている「やじろべえ」を例にして考えてみよう（図7－4）。軽いおもり二つでバランスを取るのと、重いおもり二つでバランスを取るのでは、どちらがより安定するだろうか。安定するのは、やはり重いおもりがバランスしているほうである。軽いおもりは、わずかな変化で一気に片側に傾いてしまう。衛生環境の改善で、攻撃する免疫系も抑える免疫系も弱くなった状態は、まさにこのような状態だ。免疫系の全般的な機能低下により、免疫系の「やじろべえ」のバランスが不安定な人が多くなったことで、アレルギーの発症が増えているのではないだろうか。こうしたことは、科学的ではなく、感覚的な推論にすぎないかもしれないが、そういう直感的な理解は、案外正しい場合もあるようだ。

## ▼Tレグでアレルギー発症を予防する

病原性微生物が抑制されすぎたために、免疫系が鍛えられず病気が起きるという説は「衛生仮説」と呼ばれ、一九八九年に英国のストラチャン（David Strachan）により提唱された。彼は、乳児期までの不衛生な環境が「免疫系」を鍛えることで、アレルギーの発症を低下させると考えた。一方、現代のような極めて衛生的な環境では、細菌やウイルスなどに反応する1型ヘルパーT細胞（Th1）の成熟が起こらず、花粉・ダニ・ホコリなどに反応する2型ヘルパーT細胞（Th2）が優位になる。こうした衛生環境の劇的な変化が、先進国を中心にしたアレルギー疾患の増加につながっているとする説である。

Ｔｈ２細胞の免疫反応を抑えているのも、また、Ｔレグである。このため、この衛生仮説もＴレグで説明が付くという解釈が、有力になりつつある。

今まさに多くの人の命が奪われつつあるがんに対しては、いち早くがん細胞が消えるような治療が待望されている。一方、アレルギー疾患については、喘息やアナフィラキシーショック（全身性の強いショック症状）のように死に至るケースがあっても、それらは必ずしも致死的な病気というわけではない。そこで目指すべきは予防であり、たとえば花粉症などの季節性アレルギーについては、服薬による予防が検討されている。

たとえば、スギ花粉であれば、大量に飛散する三～四月に備えて、少し前からＴレグを増やす作用のある薬を飲みはじめて、事前にＴレグを少しだけ増やしておくようにする。スギ花粉にさらされると抗原特異的なＴレグが増えるようになり、免疫系はむやみにスギ花粉抗原を攻撃しなくなるのではないかと予想される。花粉の季節の間だけ服薬して、季節が終わったら薬をやめるというような治療であれば望ましい。そうすれば、わざわざ外部から抗原を入れるワクチンも不要となり、穏やかな治療になるはずだ。

そのように抗原と出会った時に、Ｔレグが増えるのを補助するような薬が期待されている。低用量のＩＬ－２を薬として用いる可能性もあるが、タンパク質は生物学的製剤なので注射でしか投与できない。できれば口から飲める薬で、Tレグを増やす作用を持つ薬が創れることが理想的である。

薬は、そもそも生体にとっては毒物であり、多少なりとも副作用を免れられない。こうしたアレルギー疾患の予防薬は、非常に限られた時間、限られた条件、限られた範囲でちゃんと使って、きっちりやめる。治療戦略となるのは、服薬している間に、免疫反応を「異なる制御レベル」に移し替えることである。慢性疾患になった患者は薬を一生飲み続けてくれるため、製薬企業は、一種の安定した収益が望める〝不動産〟のようなものだと考えているようだが、それとは全く別の発想である。

私たちは、製薬企業との共同研究で、体内のT細胞からTレグを誘導することができる新規化合物（CDK8／CDK19阻害薬）を見出した。

試験管内の実験で、マウスの組織の細胞にこの新規化合物を加えると、エフェクターT細胞やメモリーT細胞といった機能性T細胞に、Foxp3を発現させてTレグに作り替えることができた。エフェクターT細胞は、抗原提示細胞からの刺激を受けて活性化されたT細胞である。メモリーT細胞も同じく活性化されたT細胞で、敵に対する攻撃性を記憶し、次に同じ敵が出現したときに再び攻撃をしかけるように備えている。

これまで、T細胞にFoxp3を誘導してTレグ化する一般的な方法として、TGF‐β（トランスフォーミング増殖因子ベータ）が使用されていたが、新しく見つかった化合物は従来法に比べてFoxp3の誘導効率が高く、試験管内でより多くのTレグを調製できる。

アレルギー疾患である接触過敏症のモデルマウスを用いた実験で、この新規化合物を経口投与してみたところ、Tレグを介してアレルギー症状が低減されることが確認できた。さらに、鼻アレルギーのモデルマウスでも、鼻を掻《か》く回数が有意に抑制される効果が認められた。

このような化合物を最適化して安全性と有効性を高めることができれば、経口投与により、自己免疫疾患、アレルギー疾患、炎症性腸疾患などを治療するための医薬品にできる可能性がある。また、患者の体外に取り出したT細胞をこの化合物で処理してTレグを増やして、それを再び体内に戻すT細胞療法などへの応用も期待される。

第六章でも説明したが、Tレグの臨床応用では、まず、がんに免疫療法の道が開かれるのではないかと期待している。移植免疫も有望だが、動物実験は数多く試みられていても、ヒトの移植で慢性期の拒絶に対する効果を見極めるのには時間がかかりそうだ。治療開始から一〇年後の姿を見極めないとならないからだ。

がんについても、究極は予防を目指していきたい。たとえば、がんになりやすい人がいた場合、Tレグをちょっとだけ減らして、免疫を強めたほうがなりにくいということがあり得るかもしれない。

ゲノム時代を迎えて、遺伝子レベルでいろいろなことがわかってきている。個々人のゲノムに基づいて、さまざまな疾患の感受性・抵抗性、治療への抵抗性がわかるようになれば、生理的状態に合わせた治療法が開発され、対症的治療から根本的治療に向かうようになる。テーラーメイド医療の時代に、Ｔレグは強力な武器になり得るだろうと期待している。

※１　両者を区別するマーカーとして、転写因子であるHeliosとＣＤ３０４（Neuropilin-1）が知られており、共に胸腺由来のｔＴレグでのみ陽性となる。

第八章

# 制御性T細胞とは何者か

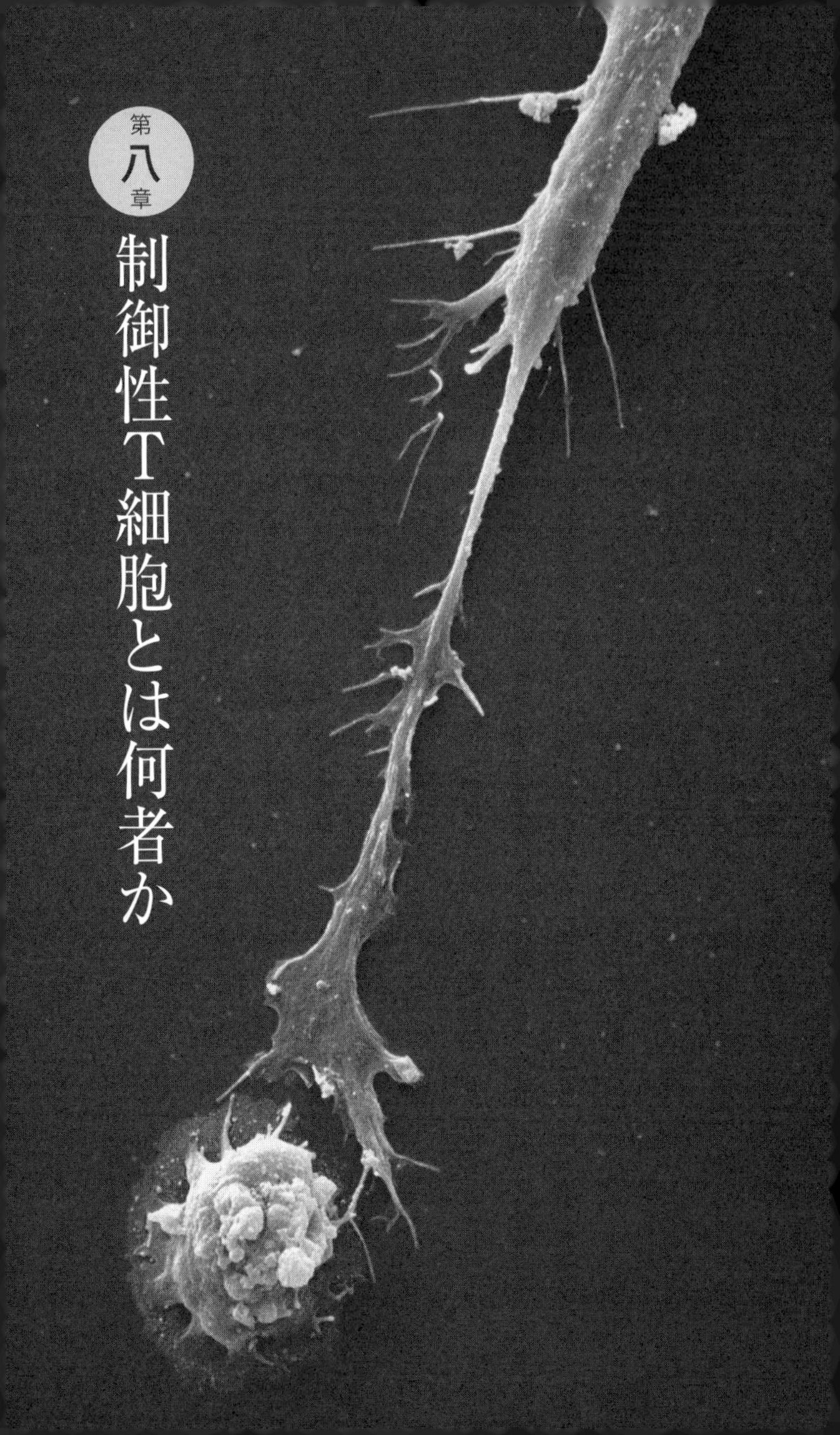

これまでの話で、制御性T細胞（Tレグ）は、非常に特異なリンパ球であることがおわかりいただけたのではないかと思う。

ここで全体を総括しつつ、Tレグの分類、その可塑性《かそせい》などいまだに解明されていないメカニズム、さらに医療の未来について垣間見ていくことにしよう。Tレグが存在する意味にも触れたい。

## ▼胸腺で成熟する特異なリンパ球

Tレグが、他のT細胞と大きく異なっている特徴の一つが、胸腺において、機能的に成熟した状態にまで分化・誘導されるという点だ。Tレグは、産生された時には免疫を抑制する機能を既に備えており、それから末梢組織に送り出される。

私たちは、胸腺の中にある、ある種のT細胞が免疫系を抑制していることを見つけた。この発見が、一九八二年に私の博士論文になった。胸腺においてTレグというT細胞の亜集団が常に作られているということを確認し、それ以来、Tレグという細胞系譜の存在をずっと主張してきたが、免疫学の世界では、なかなか受け入れてもらえなかった。

当時の常識では、胸腺というのは、抗原にさらされる前の非常に未熟なリンパ球（ナイーブT細胞）を作る臓器であって、Tレグのような成熟した細胞が胸腺の中に存在するというのは、完全に異端な考え方だったのだ。

## ▼胸腺内で抗原にさらされて「正の選択」

Tレグは、どのように生まれて、育っていくのだろうか。あらためてTレグの一生を見てみよう。実は、Tレグを含むT細胞の発生・成熟は、ある程度、遺伝的にプログラムされている。普通のT細胞は、抗原に出会って活性化される前は、ナイーブT細胞として全身に存在し、抗原にさらされると活性化されてエフェクターT細胞になる。そして、抗原提示細胞や他の免疫細胞からの副刺激やサイトカイン（情報伝達タンパク質）の刺激によって、1型ヘルパーT細胞（Th1）、2型ヘルパーT細胞（Th2）、そして17型ヘルパーT細胞（Th17）などのヘルパーT細胞に分化して、免疫の司令塔としての機能を担うようになる。

ところがTレグは、胸腺で産生された段階で、免疫系を抑えるという機能に特化したT細胞である。正常な胸腺は、自己免疫疾患を惹起し得る自己反応性T細胞を産生しているが、加えて、そうしたT細胞の活性化や増殖を抑制するTレグもまた産生しているのである。他のリンパ球と違って、Tレグが胸腺で機能的に成熟してしまうのは、胸腺の中で何らかの抗原にさらされたために分化が起こったということなのだろうか。胸腺の中でTレグがいかに分化するのかという問題は、二〇二〇年において免疫学の中で最もホットなトピックスの一つである。

Tレグが胸腺で分化・誘導される際には、T細胞受容体（TCR）を介した刺激が必要であることは第五章で述べた。バーネットの「クローン選択説」に立ち戻ると、自己抗原を認識するTCRを発現しており、自己成分に対して強い反応性を示すT細胞は、「負の選択」でアポトーシス（細胞死）が誘導される。一方、細胞死が誘導されるほどではないが、自己成分にある程度の強さで反応するTCRを発現するT細胞は、「正の選択」を受けて生き残り、Tレグに分化していくと考えられている。

普通のT細胞に比べると、Tレグへの分化・誘導はいくつか余計なステップを踏まなくてはならず、そのため胸腺内で成熟するまでに時間がかかるのだ。

マウスの胸腺では胎生期からナイーブT細胞が産生されるが、Tレグは遅れて生後三日以降にならないと産生されない。そのため生後三日頃に胸腺を摘出すれば、Tレグの産生を阻止できる。

通常、自己免疫疾患の原因となる（ナイーブT細胞中の）自己反応性T細胞はTレグによって抑制されている。ところが、胸腺摘出によってTレグが産生されなくなると、自己反応性T細胞が増殖、活性化され、炎症反応などの免疫反応が起きる。これが、マウスで生後三日の胸腺摘出で自己免疫疾患が起こるメカニズムだと考えられる。

ちなみに、ヒトでTレグの産生が開始される時期は、胎生期（妊娠期）の一四週頃からである。

## ▼Tレグは人工的に誘導できる

胸腺ではなく末梢組織において、分化・誘導されてできるTレグはないのだろうか。

この点については議論があるが、第七章で述べた通り、マウスの場合には、たとえば、腸管のように常時「非自己」にさらされているといった「特殊な条件下」において、通常のT細胞がTレグ様に分化することは確かにある。末梢由来のTレグをpTレグと呼ぶ（図7－1、218ページ）。

マウスの末梢組織では、通常のT細胞を一定の方法で刺激すると、Foxp3が発現し、pTレグへと分化させることができる。具体的には、①抗原ペプチドを未熟な樹状細胞に提示させた場合、②低容量の抗原を持続投与した場合、③抗原を経口投与した場合、である。いずれの場合も、pTレグへの誘導には、分化促進因子として、組織由来のTGF－β（トランスフォーミング増殖因子ベータ）が必要だと考えられている。

試験管内でも、マウスのナイーブCD4陽性細胞を、TGF－βの存在下で抗原ペプチドにより刺激すると、Foxp3を発現させられ、Foxp3が陰性の細胞を陽性細胞へと変えることができる。これを誘導性Tレグ（in vitro induced Treg：iTレグ）と呼ぶ（図8－1）。

実験的に作製した誘導性Tレグ（iTレグ）の場合は、機能や表現型が胸腺由来の内在性Tレ

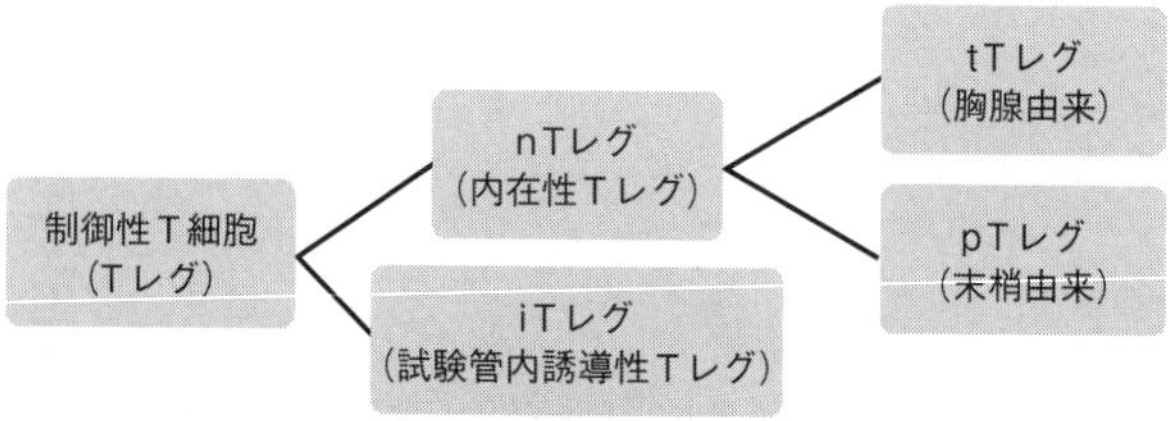


**図8-1 Tレグにもさまざまな種類がある**

グ(nTレグ)に類似しているものの、機能的に両者が完全に同一ではないことも示されている。

iTレグの一部は、nTレグに比べると、免疫抑制能やFoxp3の発現が不安定であるとされる。しかし、Tレグとしての機能に具体的にどのような違いがあるのかについては明らかになっていない。

## ▼Foxp3を使わずにTレグを作るには

Foxp3を発現させれば、T細胞にTレグの免疫抑制機能を付与できる。では、Foxp3を使わずに、普通のT細胞に免疫系の抑制活性を与えるには、どのような分子の発現を操作すればよいのだろうか。実験を行ってみたところ、以下の三つのことがわかった。

まず、①普通のリンパ球に、IL－2を出させないようにさせる。Tレグは、CD25分子(IL－2受容体のα鎖)を恒常的に高発現したCD4陽性T細胞である。Tレグの特徴の一つが、T細胞活性化に最も重要なサイトカインであるIL－2を出さないことであり、そのためにTレグの生存の維持には、他の細胞が産生するIL－2が不可欠である。

次に、②ＣＴＬＡ－４の分子を発現させる。Ｔレグは、ＣＴＬＡ－４を恒常的に高発現している。

さらに、③そういうリンパ球に抗原刺激をする。

これらの三点を満足させると、普通のＴ細胞が、確かにＴレグと同じようにふるまう、Ｔレグ様の細胞になる。

現在は、腸管においてＴＧＦ－βによりＴレグが誘導されることと共に、レチノイン酸（ビタミンＡ）がこうしたＴＧＦ－β依存的なＴレグの分化を促進することは共通認識となっている。組織が産生する分化促進因子（ＴＧＦ－β）と抗原刺激があれば、普通のリンパ球が、Ｆｏｘｐ３を出すＴレグ様に分化するということになる。

ただし、このような「特殊な条件下」においてＴレグ様になるということであり、Ｔレグと全く同一なものができるわけではない。

Ｆｏｘｐ３遺伝子は、Ｔレグのマーカーである。それでは、「Ｆｏｘｐ３を発現しているリンパ球はすべてＴレグである」と考えてよいのだろうか。

Ｆｏｘｐ３はマスター転写因子であって、包括的に複数の標的遺伝子の発現を制御することにより細胞の性質を調節している。しかし普通は、一つの転写因子だけで細胞のすべてが決まるということはあり得ない。また、一過的にＦｏｘｐ３が発現して免疫系を抑制する活性が出たリンパ球であっても、その発現が不安定で活性を失っていくものも見つかっている。

たとえば、腸管だけでも、常にそういうＴレグ様のＴ細胞が作られては死んでいく。それは少しだけ作られて、そのままじっとしているのか、それとも毎日作られては死ぬことを繰り返しているのか、はっきりとわかっていない。もし後者であれば、随分な量が産生されることになるが、それがどのくらいの量であるかを把握する方法は今のところない。

## ▼ナイーブ型とエフェクター型

また、ヒトでは、末梢組織でＴレグが誘導されるか否かについて、最終的な証明にまで至っていない。その理由は、胸腺でつくられたＴレグと末梢組織でつくられるＴレグを区別するマーカーがないためだ。マウスの実験であれば、胸腺を摘出してＴレグを誘導すれば、ｐＴレグだけを作ることができるが、ヒトではそのようなことはできない。

ヒトのＴレグは、その免疫抑制活性に基づいて、ナイーブ型およびエフェクター型Ｔレグに分類することができる。

たとえば、臍帯血《さいたいけつ》においては、主にナイーブ型Ｔレグが存在しているが、加齢に伴ってエフェクター型Ｔレグの割合が増えることがわかっている。また、前に述べたように、がん組織ではエフェクター型Tレグが圧倒的に多く浸潤している。ナイーブ型およびエフェクター型は、Tレグの分類として有用であり、これら二種類のTレグを使い分けることで、より病気に適した治療法が考えられるようになる。

Tレグを臨床応用する上で重要なことは、Tレグが体内で安定して免疫系の抑制活性を示すことである。一部のTレグはFoxp3を発現していても、炎症性サイトカインによってFoxp3が発現しないようになることがある。

ナイーブ型とエフェクター型、いずれのTレグにも、胸腺由来のtTレグと、末梢由来のpTレグが含まれているのであろう。これらのTレグについても、その安定性の検証は臨床応用に向けて今後の検討課題となる。

## ▼エピゲノムとTレグ

内在性Tレグ（nTレグ）とTGF-βにより試験管内で誘導された誘導性Tレグ（iTレグ）は、機能的に完全に同一ではないことが示されている。内在性のnTレグは、誘導性のiTレグよりも機能的に安定である。

この違いは、主としてnTレグにおいて特異的に形成されるエピゲノムの制御による違いに由来すると考えられている。

エピゲノムとは、DNA塩基配列の変化を伴わず、細胞分裂後も継承される遺伝子発現あるいは表現型の変化の総称である。代表的なエピゲノム変化にDNAのメチル化修飾があり、DNAの「CpG（5′領域）」配列で塩基の一つであるシトシンにメチル基が付加される。メチル化を起こすと、遺伝子は不活性化されて発現できなくなる。

しかし、ヒトのnTレグではFoxp3のエンハンサー領域（遺伝子の転写量の増加作用を持つDNA領域）が特異的に脱メチル化していることが明らかになった。脱メチル化とは、メチル基が除去されて、不活性化されていた遺伝子が活性化され発現するようになることだ。これにより、nTレグは、Foxp3を恒常的に発現するようになる。つまり、Foxp3遺伝子の発現制御領域のDNA脱メチル化により、安定的に分化状態を維持することができるようになる。

このように、内在性のnTレグと誘導性のiTレグの最大の違いは、Foxp3発現の安定性とそれに基づくTレグ機能の安定性と考えられる。

ヒトのCD4陽性（ヘルパー）T細胞は、T細胞受容体に強い刺激を受けると、一時的ではあるが、比較的容易にFoxp3を発現することが知られている。このようなFoxp3陽性ヘルパーT細胞は、Tレグに特異的な脱メチル化領域が脱メチル化されておらず、Foxp3発現が不安定となり、免疫抑制機能も持たない（185ページ参照）。

そのため現在では、Tレグを人工的に誘導するために単にFoxp3を発現させればよいと考えていた段階は終わり、Tレグに特異的なエピジェネティックな修飾を導入することにより、機能的に安定したTレグを作製する手法の開発が望まれている。

### ▼ヒトで安定的なTレグを作り出す

ヒトにおいては、末梢組織で産生されるpTレグが、どれだけ重要なのかという議論がある。たとえば、胸腺からTレグが出てこなければ明らかに病気になるが、末梢組織でpTレグが産生されなかった場合にも、何か病気が起こってくるだろうか。胸腺でTレグの産生が異常を来すと、自己を激しく攻撃しはじめて、致死的な自己免疫疾患が起きる。しかし、末梢組織で作られたpTレグについては、恐らくそこまで深刻な病気に至ることはあまりないと考えられている。たとえば、腸管においては免疫系が異常を来した場合、炎症性腸疾患が起きることはあっても、死に至るほどの激しい病気は起きないはずだ。

一方で、胸腺で産生されたtTレグが、末梢組織に行って全く別物になってしまったのでは困ってしまう。免疫抑制能を持つTレグが失われて、他の細胞になってしまえば、病気が起こってくるだろう。

しかもTレグは、炎症が起きたらそこへ駆け付けて、それをコントロールするように働いている。炎症が起こっている場所で、さまざまなサイトカインにさらされることを考えれば、Tレグの機能が安定していることは極めて重要である。

それは、先述したように、疾患予防の面でも重要であり、安定的なＴレグが人為的に作れるようになれば、さまざまな免疫反応の制御や病気の治療に使えるようになる。その安定性をいかに保証していけるかについて、分子レベルでさらなる研究が必要である。

## ▼変化を求められる場合もある

普通のＴ細胞は、外敵からの防御のために機敏に変化することが求められている。ナイーブＴ細胞は、抗原提示細胞が産生する炎症性サイトカインの刺激を受けて、Ｔｈ１細胞やＴｈ２細胞などのヘルパーＴ細胞に変化する。外敵が細菌やウイルスなどであれば、細胞性免疫に関与するＴｈ１細胞に、花粉やダニ、ホコリなどに対しては液性免疫に関与するＴｈ２細胞へと、適切に分化していく。

一方、先述したように、Ｔレグは、末梢組織で分化を起こしては困るが、全く変わらないほうがいいかといわれれば、そうとも言い切れない。炎症の現場には、ヘルパーＴ細胞だけではなく、免疫系を抑える役割を持ったＴレグも駆け付ける。その炎症が過剰にならないように抑制したり、組織が壊された時に自己免疫が起こらないように抑えたりしなくてはならないからだ。そのため、ＴレグもＴ細胞と同じように、いわゆるＴｈ１タイプの炎症であれば、そのシグナルを感知する必要がある。たとえば、Tレグは、炎症時に分泌される多様なサイトカイン（ケモカイン）による白血球遊走に対する反応性を持っている。

このように考えると、Tレグには、安定的な機能に加えて、さまざまな炎症を察知して、そこへちゃんと飛んでいけるアンテナも必要である。そのアンテナの一部は、普通のリンパ球と同じような感受性を持っていなくてはならない。そこで、Th1タイプの炎症に特異的なTレグ、Th2タイプの炎症に特異的なTレグと、Tレグを亜集団に分けていく方法もある。

環境条件が変わった場合に、細胞は、その特性やふるまいを変化させる能力（可塑性）を持っている。Tレグも同様に、最終段階まで分化しているのではなく、さまざまなことにある程度柔軟に対応できるような可塑性を備えている。私たちは、Tレグの持つ免疫抑制能の本質は変わらないという考えに立っているが、Tレグの環境適応性について分子レベルでの研究を進める必要がある。

技術の進歩に伴い、次世代シークエンサーなどを用いた全ゲノムの解析といったアプローチにより、単一細胞レベルで遺伝子発現やエピゲノムの変化などが解明できるようになってきた。

特定のサイトカイン、タンパク質を見ながら、亜集団に分類していくといったレベルの従来の研究では、いつまでたっても現象論を出ない。ゲノムレベルの動的な解析をもう一歩深く進めないと、Tレグ分化の安定性と可塑性の問題に対する解決は得られないと思っている。

## ▼Tレグは一定割合に保たれる

Tレグは、どんな人でもCD4陽性T細胞の一〇%内外に保たれている。しかも、Tレグは分化の最終段階に進んでからでも、いつでも免疫抑制能を発揮できる。

私の研究室でも、スタッフの末梢血を採って調べてみたところ、大体そのような割合であった。血液中の白血球の割合がある範囲にちゃんと収まっていて、感染症になると増えるように、Tレグも一定の範囲に収まっている。Tレグが少ない人は、よくいえば、免疫反応がちょっと高いので、がんになりにくいともいえるし、アレルギーなどにはなりやすいといえるのかもしれない。

しかし、炎症の起きた部位を見ると、その様相は全く異なっている。たとえば、がんの組織では、CD4陽性T細胞の三〇~四〇%、時として七〇~八〇%がTレグであるというようなことも起きる。また、ある種の病気の時には、末梢の血液中のTレグがちょっと増えていて、それが有用なマーカーになり得る場合もある。

高齢になると、Tレグはやや増えることが知られている。もっとも、一〇%が一二~一三%になる程度で、一・五倍や二倍になるといったことはない。

## ▼メモリー細胞として残るものもある

Tレグの大部分は、免疫抑制能を発揮した後、大体が死んでいく。

ただ、その一部は、メモリー細胞のように、免疫反応を終えた後もその記憶をとどめて生き残っている可能性がある。

リンパ球は、抗原にさらされることで分化する。エフェクターT細胞は、抗原を攻撃するために、Th1、Th2などのヘルパーT細胞へと分化する。しかし一部は、メモリーT細胞に分化することによって生体内にとどまり，病原体などの記憶を保持したまま、次の攻撃に備えて準備する。これにより、再度同じ抗原に出会うと、初回よりも速やかに免疫応答を起こすことが可能になる。Tレグもまた、そのようにして一部がメモリー細胞として残っているか否かについては、なお議論がある。

普通のリンパ球の場合、たとえば麻疹に罹ると、麻疹に対するメモリーT細胞ができる。では、Tレグはどうだろうか。ある人は抗原Aにさらされて、Tレグの中の抗原Aに反応するものが増える。普通の人は一〇〇個に一個であるが、その人は一〇〇個に一個と一〇倍に増えている。すると、次に同じ抗原Aにさらされた時に、既にTレグが一〇倍にもなっていれば、抑制の仕方が違ってくる。一つの考え方が、Tレグの組成が変化していれば、次に同じ抗原が来た時には、すぐ増殖して免疫反応を素早く調節できるだろうというものだ。

健常人でも、同じ人でたとえば一年半前と今を比較した場合には、TレグのT細胞レセプターレパトア（レパートリー）がちゃんと変化しているということは、私たちが証明して論文を発表している。やはり、抗原にさらされると、Tレグの組成は変化すると考えたほうがよいようだ。

高齢になるとTレグの数が増えるのは、長く生きているうちにさまざまな抗原にさらされたためとも考えられる。普通は、Tレグも、ある役割を終えれば死んでいくが、だんだんちょっとずつ溜まるという意味では増えているといえなくもない。

### ▼自己免疫疾患の起こりやすさ

かつて、自己免疫疾患が起こるのは、リンパ球の問題でなく、標的になる自己抗原に問題があるという考え方が主流だった。たとえば、感染したウイルスと自己の抗原が似ている、あるいは自己の抗原がウイルスで修飾されるというように、標的の側に問題があるとされ、反応するリンパ球の制御の問題だということは、あまり考えられてこなかった。

マウスでは、系統によって自己免疫疾患の起こりやすさは異なっている。同じ処置をしても、発病する系統もあれば発病しない系統もあり、起きてくる病気にも差があるのは、遺伝的な背景が違うためである。ヒトも同じように、免疫系を操作したとしても、病気のなりやすさには個人差がある。

極端なことをいえば、ヒトでTレグが減少する理由はさまざまだが、ある人のTレグを除いたらどんな病気になるか、すなわち病気の表現型には遺伝的要素が関与する。つまり、別の人でTレグが減ったとしても、起きてくる病気は違うかもしれない。

その理由の一つは、自己抗原の提示の仕方や、それによるリンパ球の活性化には個人差があるためだ。これは、ヒトにおけるMHCであるヒト白血球型抗原（Human Leukocyte Antigen：HLA）の差によりもたらされている。自己免疫疾患は、Tレグを除けば発症させることができるが、その発症の頻度や病気の表現型は、遺伝的背景によってある程度決まってくる。たとえば、遺伝的素因によって1型糖尿病を起こしやすい人もいれば、甲状腺疾患を起こしやすい人もいる。

ゲノム時代を迎えて、自己免疫疾患になりやすくなる一塩基多型（SNP）が多く見つかってきている。ある種の塩基多型が、Tレグの機能にもかなり影響を及ぼしていることもわかってきている。

たとえば、CTLA－4の塩基多型は、1型糖尿病や甲状腺疾患など、さまざまな自己免疫疾患の発症に関係している。CTLA－4のノックアウトマウスを作製してみると、自己免疫疾患を発症することが確認できる。CTLA－4分子が、発病メカニズムに直接的に関与していることは明らかだ。

ＣＴＬＡ－４はＴレグにも活性化Ｔ細胞にも発現するが、Ｔレグに発現しているＣＴＬＡ－４が重要だというのは、共通認識になりつつある。実際、マウスの実験で、Ｔレグに特異的にＣＴＬＡ－４を発現しないようにすれば、自己免疫疾患が起こってくる。ヒトでもそのようなＣＴＬＡ－４遺伝子変異を持つ家系があることもわかってきた。

非常に微妙なＴレグの機能の変化が、遺伝要因によって起こされている可能性は十分あり得る。そのように自己免疫疾患になりやすい一群がいることは、動物実験で証明できるし、恐らくヒトでもそうなのだろう。

一方、「環境によってＴレグが特異的に障害されると、それが原因で病気になるか」という問いに答えるのは難しい。なぜかというと、病気になった人が目の前にいても、どこで、どういう原因でなったかを調べるのは、遺伝病でもない限り難しいからだ。

唯一の証明は、ある種の薬はＴレグを除去できるが、同時に自己免疫も起きてくるという事実である。たとえば、抗ＣＴＬＡ－４抗体はがんに効くが、副作用も結構多い。副作用の最たるものは自己免疫疾患であり、これはまさに、Ｔレグを除くことで起きる病気である。

## ▼マウスからヒト免疫学へ

技術の進歩により、一週間もあれば、ヒトの持つすべてのゲノムを解読することもできてしまう。基礎であれ、応用であれ、ヒトの検体を使って精度の高い科学が構築できる時代が到来しているのだ。

半分冗談だが、「ヒトはマウスとは違って、自分で生活して言葉も話してくれる」ということがある。つまり、ヒトはとても情報の多い生き物である。これから目指すべきは、「ヒトの免疫学」の発展だ。

私は、ずっと基礎的な研究を続けてきているが、次はヒトのリンパ球を使って、どこまでちゃんとした科学がつくれるかを究めていきたいと考えている。

ヒトは、マウスと似ているようでいて、違うところも多い。その間をつなぐ橋渡し研究というよりは、ヒト免疫学として学問的に攻めていきたい。それでわかってきたことは、すぐにヒトの医療への応用につながるものだ。

一口にTレグといっても、その分化の度合いなどにより、いろいろな亜集団に分けられる。Tレグ全体を除けば、自己免疫疾患になるかもしれない。しかし、最も分化した亜集団だけを除いて別の亜集団を残せれば、何か炎症があった時は、後者のTレグが働いて抑えてくれるので、副作用は少なくなる。こうした亜集団に分けられるかどうかは、ヒトのリンパ球を使って実験しないとわからないことであり、そのようにしてヒトの免疫学の基礎を固めたいと思っている。

既に出来上がった学問体系の中で、最先端の技術を使えば、さらなる前進を期待できることも多い。一方で、免疫学はいまだに、坑道を掘らずに地表から掘り進めていく「露天掘り」ができる学問である。まだまだ面白い現象がたくさん見つかり、それをさらに煎じ詰めていくと、極めて重要な生物学的な問いかけに結び付いていく。この学問は、まだ始まったばかりである。

# あとがき

本書では、制御性T細胞（Tレグ）の発見から、研究の現在、さらに将来展望までを述べた。

Tレグの研究に着手して、気がつけば、四〇年余りの月日が経とうとしている。始まりは、新生児期のマウスの胸腺摘出によって生じた自己免疫疾患という特殊な現象の解析だった。そこから、自己免疫反応を抑制するT細胞の存在を突き止め、そのような抑制性のT細胞を分子マーカーにより定義し、正常個体での存在を確認し、その発生・機能の分子機構、実際のヒト免疫疾患での役割を解明した。さらに、Tレグを用いたヒト免疫疾患の治療へと、研究は発展してきている。

Tレグを発見し、最初期から研究に関わって深めることができたことを、研究者としてこの上なく幸運に思う。また、基礎免疫学の研究者としては、二〇世紀中葉より現代免疫学の重要研究課題の一つとなった「免疫寛容」の成立・維持機構に、新しい概念を付け加えることができたのがうれしい。

本書で詳述したように、免疫寛容、特に免疫自己寛容（自己に対する免疫不応答）の理解が進めば、自己免疫疾患の原因や発症機構の直接的な理解につながる。のみならず、〝自己もどき〟のがん細胞にいかにして有効な免疫反応を惹起させるか、他人から移植された臓器をあたかも「自己臓器」として免疫系に認識させるにはどうすべきかなど、広くさまざまな問題の解決につながっていくだろう。

Tレグの研究が明らかにしたのは、第一章で議論したように、免疫学的な「自己」と「非自己」の境界は生来的に確固と固定されたものではなく〝動かせる〟という事実である。すなわち、Tレグの量や活性は調節することが可能であり、それを減少・減弱させれば、がん免疫を惹起したり、微生物免疫を強化したりできる。一方、それを増加・増強させれば、自己免疫を抑え、また移植臓器を安定に生着させることができる。同様にして、アレルギーや微生物免疫など、他のさまざまな病的・生理的免疫応答の制御も可能になる。Tレグを標的とした免疫応答制御法の開発は、新しい免疫医療を切り拓くだろうと確信している。

「生物学においては進化の光を当てなければ何事も意味をなさない」とは、遺伝学者テオドシウス・ドブジャンスキーの有名な言葉である。種の繁殖に有利な遺伝的変異は、自然淘汰を通じて「進化」を促すとされる。では、Tレグは、ヒトを含む哺乳類の進化にどのように関わってきたのであろうか。

象徴的なのが哺乳類のみが持つ「妊娠」という生殖機構だ。第七章で説明した通り、妊娠によって宿す胎児は母体にとって〝異物〟であることから拒絶反応を起こすリスクをはらむ。免疫寛容をもたらすTレグの出現は、体内に〝異物〟を宿す妊娠の安定な継続に有利だったであろう。

また、Tレグは、自己免疫疾患の発生を抑制することで、種の繁殖に貢献してきた。たとえば、自己免疫性卵巣炎は、ヒトの若年性不妊の原因となるものだが、Tレグがこれを未然に防いでいることは広く知られている（実際、マウスではTレグの除去によって卵巣炎を容易に誘導できる）。1型糖尿病のように、若年者が多く罹患するような自己免疫疾患もある。この病気は膵臓でインスリンを出すβ細胞が破壊される病気で、インスリン注射などの治療が必要とされる。こうした薬物治療が存在しなかった時代には、合併症により多くの若者が命を落としてきた。自己免疫疾患の発症阻止にTレグが重要であるならば、一個体が生殖年齢まで生存できるよう寄与してきたとも考えられる。

Tレグは感染症の制御にも重要な役割を担っている。私たちの免疫系は、感染症が生存にとって最大の脅威であった石器時代に最適化されたといわれる。病原微生物を効率的に排除する免疫機構は、ヒトという種の繁栄には極めて有利に働いたはずだ。反面、病原微生物に対する強力な免疫応答が「自己」に向かえば、個体を傷つけるリスクを持つ。免疫応答は個体を傷害するほど強くてもいけないし、弱すぎて感染症を防げないのでもいけない。Tレグは、このように微妙な調節が求められる免疫応答を巧みに制御してきたのだ。

進化の過程では、時として、一つの方向で有効な進化が、別の方向で不利益を生じるといったことが見られる。Tレグとて例外ではない。

Tレグが自らの免疫抑制能を弱め、感染微生物に対する強い免疫応答を許せば、感染症の阻止には有効であるが、腸内細菌に対しても強い免疫反応を惹起し、炎症性腸疾患の原因となる。アレルギーを媒介するIgE抗体の産生制御にもTレグは関与している。実はこのIgE抗体は、寄生虫に対する防御免疫に有効な抗体として進化してきたと考えられるが、衛生環境が劇的に改善した現代では寄生虫による感染症は減少し、厄介者扱いされるようになってきた。

日本人の死亡原因のトップとなっているがんにもTレグが関係している。本書でも説明したように、Tレグは、がん細胞に対する免疫応答を抑制しており、腫瘍増殖に関わっていることも解明されている。

文明の発達により感染症が減少し、ヒトの寿命が延びた現代では、さまざまな免疫疾患やがんの発症を促進するというTレグの負の側面が強まってきたように見える。今後、研究が進み、人為的にTレグの調節ができるようになれば、こうした問題を解決できるようになるだろう。

言うまでもないことだが、Tレグの研究は、世界の多くの研究者の多大な努力によって発展してきている。私自身多くのすばらしい共同研究者、学生に恵まれて研究を続けてきた。本書を執筆しながら、研究者の世界に身を置くことの幸福を改めて感じている。

自然科学の研究者の世界では、お互いの研究成果を信頼し、それを基に新たな研究の進展を図っていく。もし、関連するすべての研究結果を自分自身で一から確認し、確定しなければ研究が進まないとしたら、大変な時間と努力を必要とするであろう。そういう意味では、どの社会に比べても、研究者の世界は、相互の信頼が大切な社会である。同時に、異端の研究、あるいは、研究の最先端を開こうとして生じた意図せざる間違いに対しては寛容な社会である。

本書では、研究者が、時に競争相手となり、時に助け合い、研究が進展、展開する様子も描写したつもりである。研究とは極めて人間的な営為である。もしも、若い研究者、学生の方々が、私が経験してきたこのような世界を面白く思い、それが研究を志す刺激になればうれしく思う。

学生時代、アインシュタインとインフェルトが著した『物理学はいかに創られたか』を読んでいて、美しい文章に出会った。

「たとえて言えば、新しい理論をつくるのは、古い納屋を取りこわして、その跡に摩天楼を建てるというのとは違います。それよりもむしろ、山に登ってゆくと、だんだんに新しい広々とした展望が開けて来て、最初の出発点からはまるで思いもよらなかった周囲のたくさんの眺めを見つけ出すというのと、よく似ています。それでもしかし出発点は依然として存在し、かつそれを見ることができるにちがいないので、ただ私たちが冒険的な路をたどっていろいろな障害物を踏み越えて来たことによって、この出発点はやがてだんだんに小さく見え、私たちの広い眺めの些細

な部分をなすのに過ぎなくなるのです。」（石原純訳、岩波新書、上巻）

物理学に限らず、学問の進歩、そして研究者の生き方をよく表していると思う。私にとっては研究人生の原イメージであり、いつまでも理想である。

本書の原稿は、生命科学を専門とするジャーナリストである共著者の塚崎朝子が、複数回のインタビューや原著論文をはじめとする文献に基づいて草稿を書き起こし、私（坂口）が手を入れる形で仕上げていった。

出版にあたっては、講談社ブルーバックス編集チームの髙月順一氏をはじめ、多くの方々にお世話になった。坂口教子は原稿全体に目を通し、多くの有益なコメントをくれた。記してお礼を申し上げる。

二〇二〇年（令和二年）八月一五日

坂口　志文

## M, N



## O, P, S



## T, Z



## あ



## い



## う、え、お





[人]は人名を示す。

## さくいん

### 数字



### アルファベット

### A，B



### C



### F，G，H



### I，L

N.D.C.467.5　262p　18cm

ブルーバックス　B-2109

免疫《めんえき》の守護者《しゅごしゃ》
制御性《せいぎょせい》T《ティー》細胞《さいぼう》とはなにか

2020年10月20日　第1刷発行
2021年6月9日　第2刷発行

著者　坂口《さかぐち》志文《しもん》　塚﨑《つかさき》朝子《あさこ》
発行者　鈴木章一
発行所　株式会社講談社
〒112-8001　東京都文京区音羽2-12-21
電話　出版　03-5395-3524
販売　03-5395-4415
業務　03-5395-3615
印刷所　（本文印刷）株式会社新藤慶昌堂
（カバー表紙印刷）信毎書籍印刷株式会社
本文データ制作　ブルーバックス
製本所　株式会社国宝社



ISBN978－4－06－517284－1

発刊のことば

# 科学をあなたのポケットに

二十世紀最大の特色は、それが科学時代であるということです。科学は日に日に進歩を続け、止まるところを知りません。ひと昔前の夢物語もどんどん現実化しており、今やわれわれの生活のすべてが、科学によってゆり動かされているといっても過言ではないでしょう。

そのような背景を考えれば、学者や学生はもちろん、産業人も、セールスマンも、ジャーナリストも、家庭の主婦も、みんなが科学を知らなければ、時代の流れに逆らうことになるでしょう。

ブルーバックス発刊の意義と必然性はそこにあります。このシリーズは、読む人に科学的に物を考える習慣と、科学的に物を見る目を養っていただくことを最大の目標にしています。そのためには、単に原理や法則の解説に終始するのではなくて、政治や経済など、社会科学や人文科学にも関連させて、広い視野から問題を追究していきます。科学はむずかしいという先入観を改める表現と構成、それも類書にないブルーバックスの特色であると信じます。

一九六三年九月

野間省一